守護大腦的療癒食譜

MEDICAL MEDIUM
BRAIN SAVER
PROTOCOLS,
CLEANSES&RECIPES

108道料理，神經、自體免疫和心理健康保健大全

無論是飲品、沙拉、麵類、濃湯，甚至是餅乾和甜點，本書皆有收錄。既能淨化身心，又能滿足口腹之慾。

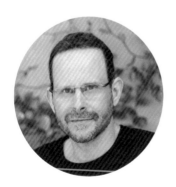

紐約時報NO.1暢銷作家

醫療靈媒

安東尼·威廉 (Anthony William) **著**

郭珍琪、吳念容 譯

晨星出版

「療癒的過程不只是被動地等待身體治癒，而是採取行動讓身體痊癒。治癒的過程是結合你的自由意志、學習資訊、身體自癒的能力、你所使用的工具，以及你為身體提供什麼，這些細節全都缺一不可。」

——安東尼‧威廉

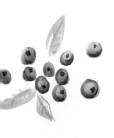
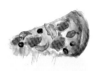

《守護大腦的療癒食譜》**補充說明**：

- 當使用蘋果、小黃瓜和其他果皮可食用的蔬果榨汁和料理時，如果食譜沒有特別說明，且蔬果是有機的，你可以保留果皮或自行去皮。如果蔬果是傳統種植的，請去皮——或者若你因任何原因無法去皮，請在使用前清洗乾淨。

- 在需要香蕉的食譜中，請選擇成熟的香蕉，最理想的香蕉是表皮上有小褐色點，但大部分仍是黃色，且有一定的硬度。盡量不要吃表皮完全呈棕色且過熟的香蕉，或表皮呈綠色或沒有任何斑點還未成熟的香蕉。世上有太多不同產地各種品種的香蕉，因此成熟度的指標也不同。如果香蕉咬下去帶有澀味或太硬，或香蕉皮很難剝除，這些都是香蕉還未成熟的跡象。

- 在需要新鮮草莓的食譜中，你會看到使用前去除綠蒂的指示。雖然草莓頂部的綠葉可食，但它們也可能含有來自農場水中的細菌，這些細菌卡在草莓和葉子之間，這就是為何要完全去除草莓綠蒂的原因。

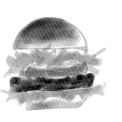

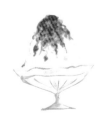
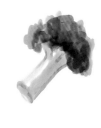

目 錄

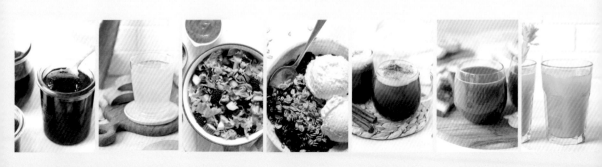

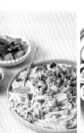
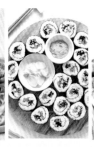
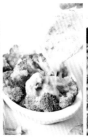
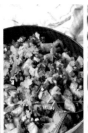
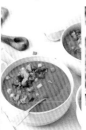
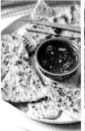
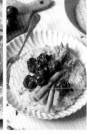

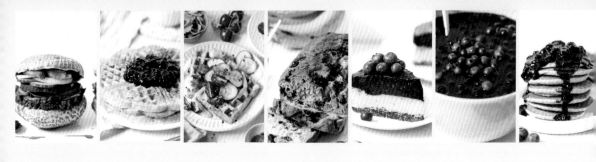

超過100種美味的食譜，教你如何滋養大腦。從快速、簡單的料理，到令人印象深刻的美食，這些食譜為你提供一個又一個選項，讓你不再覺得健康飲食遙不可及。內頁全彩照片非常吸引人，讓早餐、午餐、晚餐或點心成為全家快樂的體驗。

1

檸檬生薑蜂蜜水

1 人份

　　這款檸檬生薑蜂蜜水清涼又保濕，非常適合作為一天的開始、下午提神的飲品，或者在一天中以小口啜飲當水喝。（如果你選擇一早喝，不管是在之前或之後，請與芹菜汁間隔 15 到 30 分鐘或更長的時間。）當你在一早醒來後喝這份療癒滋補的飲品，它可以協助肝臟排出整晚收集體內釋出的毒素，同時為肝臟和身體提供一天所需的關鍵水分和葡萄糖。

1-2 吋生薑

500 毫升（2 杯）水（室溫或冰水，非熱水）

半顆檸檬，榨汁

1 茶匙生蜂蜜

1 將生薑磨碎放入 2 杯水中，至少浸泡 15 分鐘，最好是浸泡久一點。如果可以，甚至可以放入冰箱冷藏隔夜。

2 當你要喝時，先過濾生薑渣，之後加入檸檬汁和生蜂蜜攪拌均勻即可。

補充說明

- 生薑磨碎替代法：將生薑切段，放入壓蒜器（如同迷你榨汁機）內擠壓。

- 可以先備好一大份生薑水，想喝時就喝。為了達到最佳的效果，請在飲用前再加入生蜂蜜和檸檬汁。

- 這份食譜不可以使用熱水。

- 這份食譜的重點在於使用生蜂蜜，因為經過加熱處理的蜂蜜無法達到相同的療效。

- 為了獲得更好的保濕和療癒功效，請試著在一早醒來時喝 1,000 毫升的檸檬生薑蜂蜜水，而非 500 毫升，也就是食譜的兩倍分量。

- 強效的晨間排毒療程包括檸檬水或檸檬生薑蜂蜜水，然後是芹菜汁和特定的食物，讓排毒和療癒每天在體內發生，將醫療靈媒系列叢書《3:6:9 排毒飲食聖經》中提及的〈晨間排毒〉成為你日常生活的一部分。

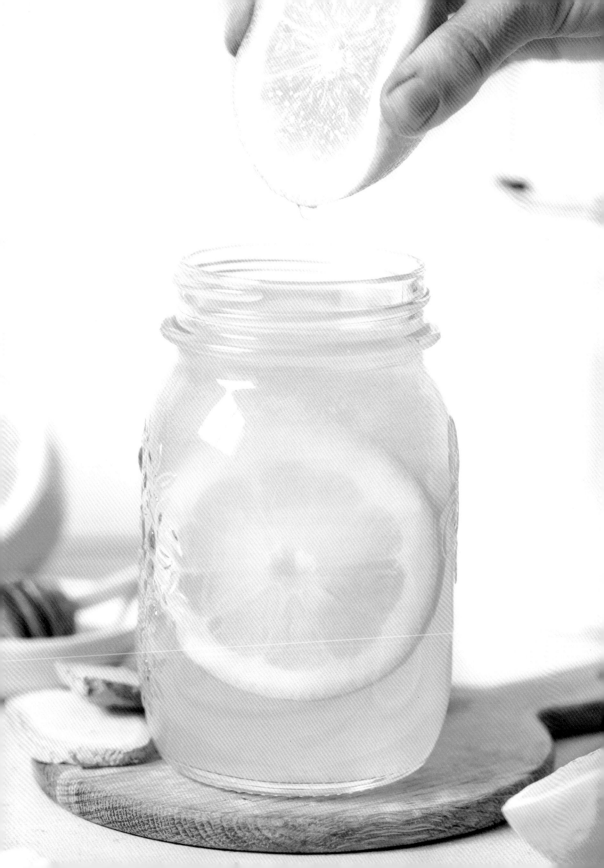

2

檸檬或萊姆水

這份簡單的食譜可以讓你迅速補充水分，促進有毒重金屬和有毒化學物質從大腦和身體去除，讓檸檬或萊姆水成為你日常生活的一部分，不僅有助於體內保水，還能協助重金屬排毒果昔和其他排毒淨化工具根除體內的毒素和金屬。

半顆檸檬或 2 顆萊姆，現切
500 毫升（2 杯）水（室溫或冰水，非熱水）

1　將現切的檸檬或萊姆汁擠入水中，必要時過濾種子。

2　喝完檸檬或萊姆水後至少等 15 到 20 分鐘，最好是 30 分鐘，之後再喝芹菜汁或吃其他任何東西。

補充說明

- 如果你喜歡在起床後喝 1,000 毫升（4 杯）的檸檬或萊姆水，這是給自己額外補水和促進排毒的好方法，只需將食譜加倍即可。

- 這個食譜不可使用熱水，要使用室溫或冷水。

- 每天至少喝兩次或以上 500 毫升的檸檬水或萊姆水。最好的作法是一早醒來一次，下午一次，然後睡前一小時一次。

- 萊姆的大小和含汁量不盡相同。如果你的萊姆含汁量少，你可以按照食譜要求，每 500 毫升的水使用 2 顆萊姆，以達到足夠的含汁量；如果你的萊姆又大又多汁，你可能只需要半顆萊姆即可。

- 如果你喜歡，可以在早晨的檸檬或萊姆水中加入一茶匙生蜂蜜。

- 如果基於某種原因你不喜歡或無法取得檸檬或萊姆，你可以用生薑水代替或選擇白開水也可以。

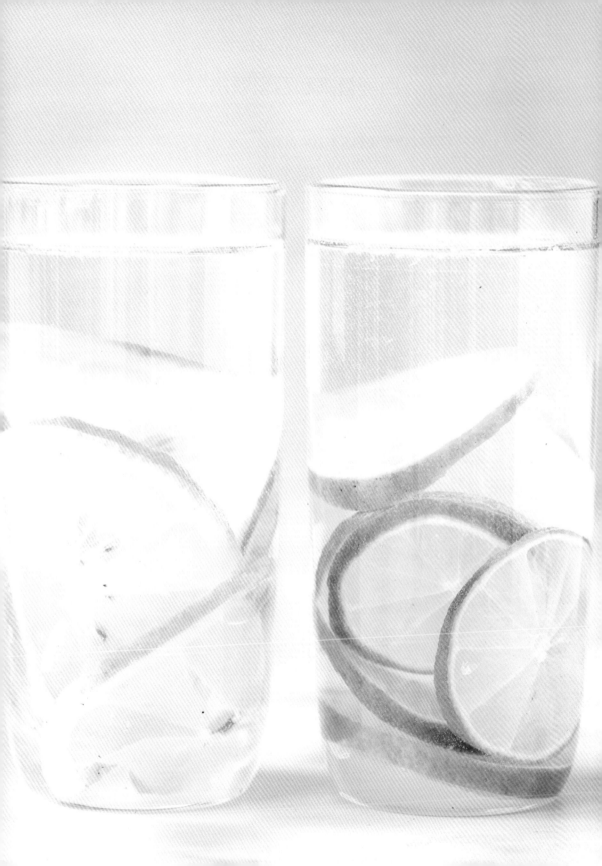

3

百里香茶和百里香水

百里香茶和百里香水都是強大的抗病毒飲品，你可以每天或經常飲用以獲得其中的療效。

百里香茶 1 人份

2 小枝新鮮百里香或 2 茶匙乾燥百里香
1 杯熱水
半顆檸檬榨成汁和／或 1 茶匙生蜂蜜（自選）

將百里香放入杯子中，再倒入熱水淋於草藥上。取出百里香的小枝或將茶過濾，特別是使用乾燥百里香。用檸檬汁和/或生蜂蜜增甜。

百里香水

4 至 8 杯水
8 小枝新鮮百里香或 1 湯匙乾燥百里香
自選添加：新鮮檸檬片或鮮榨檸檬汁、生蜂蜜、漿果、黃瓜片、薄荷

在水壺或瓶中裝滿室溫水後加入百里香，放置室溫浸泡過夜。早上，取出或濾出百里香，加入檸檬汁生蜂蜜或是任何你喜歡的自選配料。

補充說明

- 新鮮百里香在超市或健康食品店的農產區很容易找到，且百里香也很容易種植，你可以在容器和花園中大量種植。

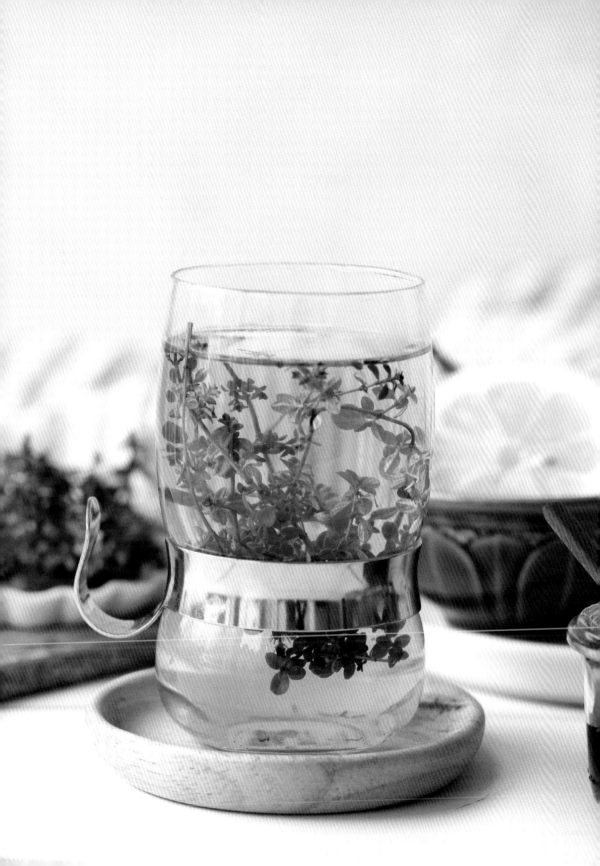

4

蘆薈水

這份是非常溫和舒緩的飲品，因蘆薈具有中和酸性、鎮定腸道內壁神經、抑制腸道內非益性細菌、酵母菌、黴菌和病毒生長，以及減輕迷走神經壓力的強大作用。

2-4 英吋新鮮蘆薈

2 杯（500 毫升）水

1 這份食譜是使用大片購自商店的蘆薈葉，你可以在許多超市的農產區找到。如果你使用的是自種蘆薈，請確保蘆薈是可食的品種。無論哪一種，避免使用苦澀的葉根，先將葉子末端 1 英吋切除。

2 小心地將蘆薈切開，以切魚片法將綠皮和尖刺去除。舀出透明凝膠，放入調理機中。

3 將水加入調理機攪拌 10 至 20 秒，直到蘆薈完全液化。

4 立即飲用，空腹喝時效果最好。

補充說明

- 將剩餘的蘆薈用濕毛巾或保鮮膜包起來，置於冰箱中保存最多 2 週。

- 確保不要使用蘆薈皮。當你挖出蘆薈凝膠時，盡量不要刮到綠皮，因為綠皮中的化合物對某些人可能具有刺激性。

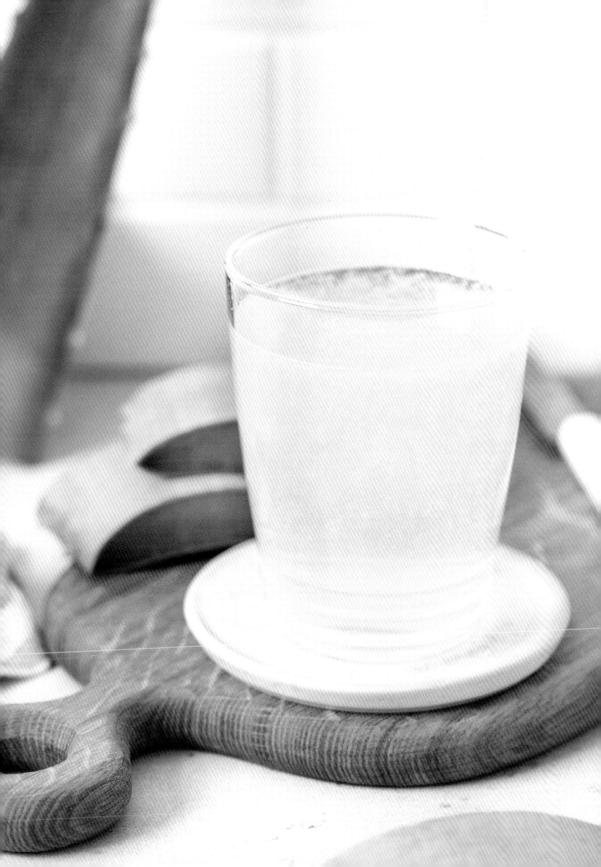

5

小黃瓜汁

新鮮小黃瓜汁是另一種恢復活力的滋補飲品。黃瓜汁具有強鹼性和保濕效果，可以促進全身淨化和排毒的能力，微甜的口感讓人更容易入口。

2 條大型小黃瓜

1 小黃瓜洗淨，放入榨汁機中榨汁，榨好後立即空腹飲用，以獲得最佳效果。

2 如果你沒有榨汁機，以下是替代方法：將小黃瓜洗淨切段，放入高速調理機中攪拌至柔滑狀（過程中不要加水）。打好後，過濾液化的小黃瓜汁（製作豆漿的過濾袋是很好的工具），並且立即空腹飲用，以獲得最佳效果。

補充說明

- 如果你無法取得芹菜，或者你真的對芹菜汁難以接受，那麼新鮮黃瓜汁是芹菜汁一個很好的替代品。雖然黃瓜汁的療效也很驚人，但效果不如芹菜汁，所以每天盡可能多喝芹菜汁。對於大多數人來說，芹菜汁會隨著持續飲用而變得越來越好喝。

- 不要在小黃瓜汁中加入其他成分，如檸檬、蘋果、薑或綠葉蔬菜。雖然這些都是很好的食物，但小黃瓜汁只有在單獨飲用時才能發揮最大療效。另外，如果你願意，你可以在一天中的其他時間喝綜合綠色果汁，例如接下來的「舒腦鮮果汁」，同時避免在黃瓜汁中添加冰塊、水或任何補充品或粉末。

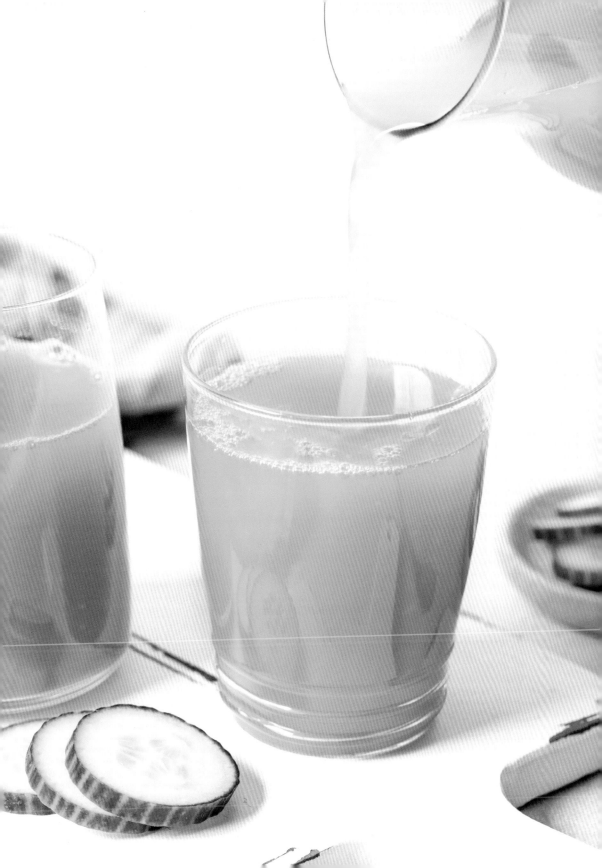

6

石榴汁

1 人份

用榨汁機現榨而不是從商店中購買的石榴汁療效最好。當石榴籽的內核被粉碎時，強效且尚未被發現的植物化合物被釋放到汁液中，這種寶石狀多汁的果肉被稱為假種皮，這種組合讓石榴汁具有更大的藥用效果。提取自種子內核的營養物質對肝臟、膽囊、肺、淋巴系統和腎臟有解毒的功能，這些植物化合物和營養素具有抗病毒、抗菌、抗酵母、抗黴菌的作用，並可供給血液中消耗有毒廢物的免疫細胞養分，成為協助大腦持續排毒的血液淨化器。

2 顆中型石榴（約 3 杯石榴籽）	將石榴籽用榨汁機榨汁後，立即食用。

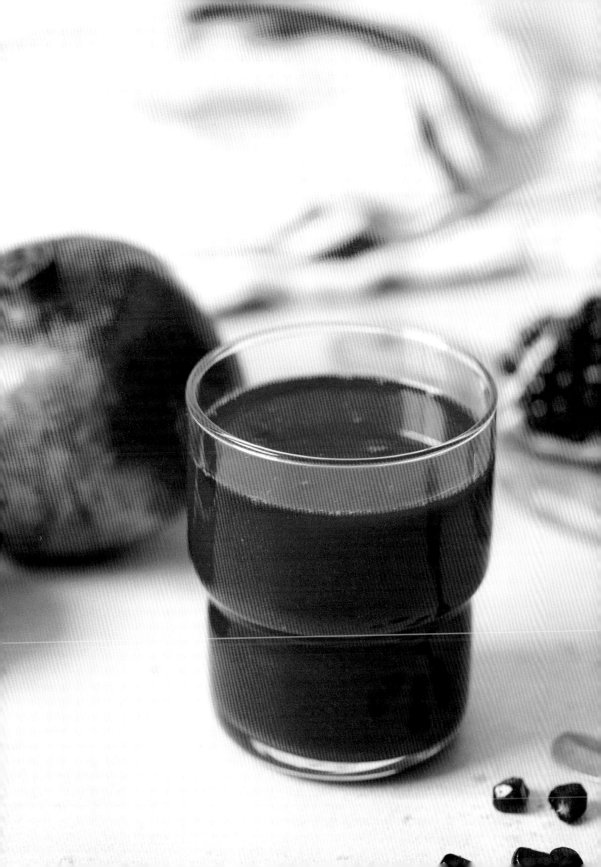

7

舒腦蔬果汁

當生活充滿壓力和緊張時刻時，我們往往會用腦過度，流失寶貴的電解質和葡萄糖儲備量。這份滋補飲品有助於安神與舒緩大腦，並且能讓大腦冷靜下來，同時補充儲備量。

2 根中型小黃瓜

6 根芹菜

2 顆中型蘋果

1 整球茴香球根

將所有食材用榨汁機榨汁後，立即享用。

補充說明

- 這份食譜中的茴香，你可以只取球根或加入上莖的下半段。

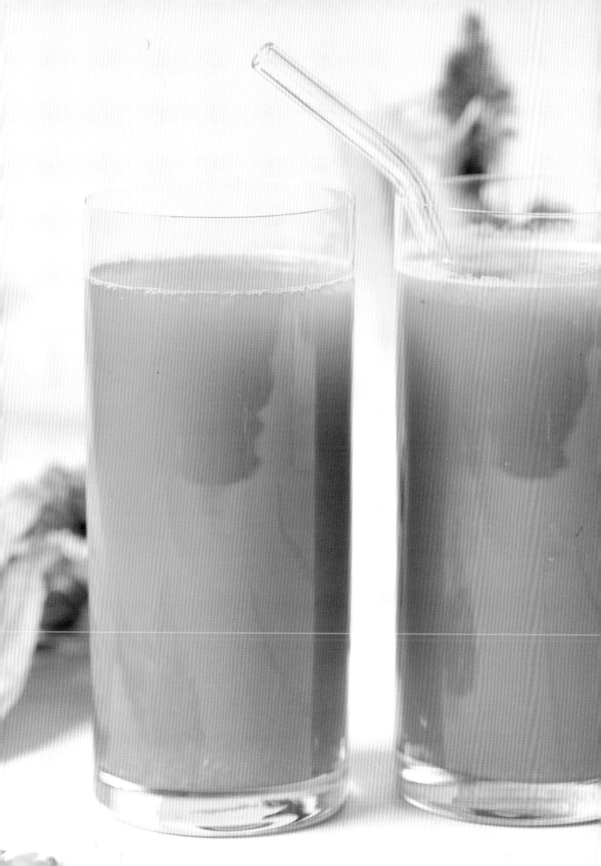

8

大腦排毒蔬果汁

1 人份

這份特殊的配方有助於清除大腦中讓人腦霧的有毒化學物質。

3 至 5 顆蘋果 2 杯蒲公英葉 2 杯羽衣甘藍 2 杯菠菜	將所有食材用榨汁機榨汁後,立即享用。

補充說明

- 冷壓慢磨榨汁機比離心式榨汁機可以更有效地榨汁,並從菠菜和蒲公英等綠葉蔬菜中提取所有的營養成分;不過,你可以使用任何榨汁機。如果你使用的是離心式榨汁機,你可以用綠葉蔬菜包著蘋果片或較硬的配料,而不是將一大把綠葉蔬菜單獨放入榨汁機槽內,這樣榨汁的成功率會比較高。

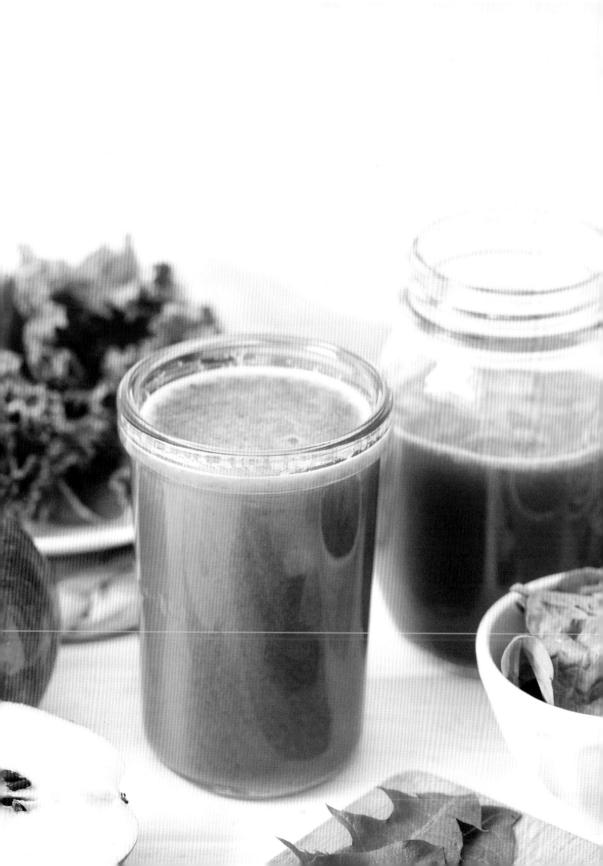

9　補腦蔬果汁

這份療癒飲品有助於在高壓下迅速強化大腦，提供大量葡萄糖和電解質。

2 條中型小黃瓜

6 根芹菜

2 顆中型蘋果

1 杯新鮮或解凍的冷凍野生藍莓，或 30 毫升純野生藍莓汁，或 1 湯匙純野生藍莓粉

1 將小黃瓜、芹菜和蘋果放入榨汁機中榨汁。

2 將果汁倒入調理機中，加入野生藍莓或純野生藍莓汁或野生藍莓粉，攪拌至呈光滑狀。

3 立即享用，或根據需要過濾殘渣。

補充說明

- 如果你的所在地無法取得新鮮或冷凍野生藍莓、野生藍莓汁或野生藍莓粉，你可以用黑莓替代。雖然黑莓是一種高抗氧化劑替代品，但它在保護細胞免受金屬、化學物質、輻射和其他毒素侵害的效力遠不及野生藍莓。

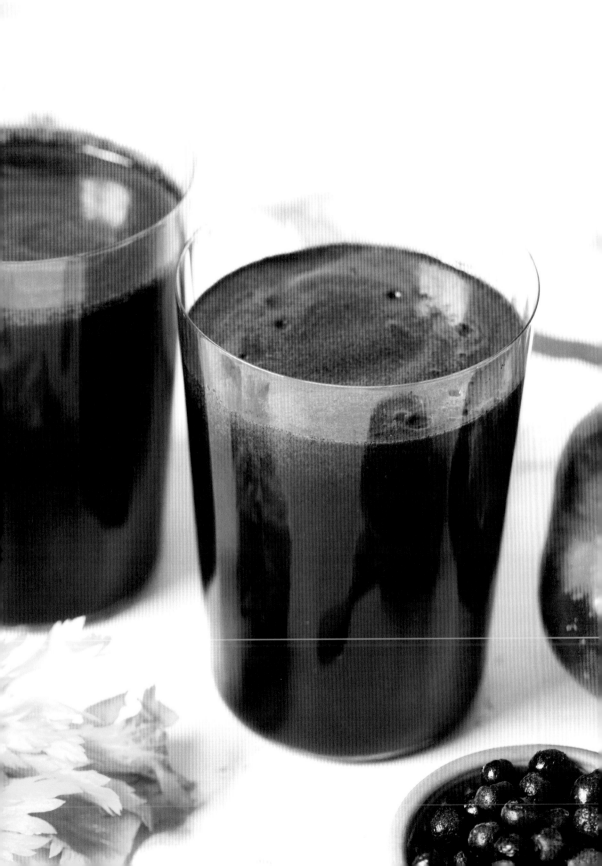

10

西瓜柳橙薑黃生薑綜合蔬果汁

1-2 人份

　　這份保水又提神的果汁有助於提升身心，增強免疫系統，同時為身體和大腦提供關鍵的葡萄糖和療癒成分。

1 杯半鮮榨柳橙汁（約 3 至 5 顆柳橙，去皮）

5 杯（大約 900 公克）切片西瓜

2 英吋新鮮生薑，去皮

1 英吋新鮮薑黃，去皮

將所有食材放入榨汁機中榨汁，或放入高速調理機中攪拌至呈光滑狀。之後用細網篩、粗棉布或堅果濾袋過濾任何果肉殘渣。

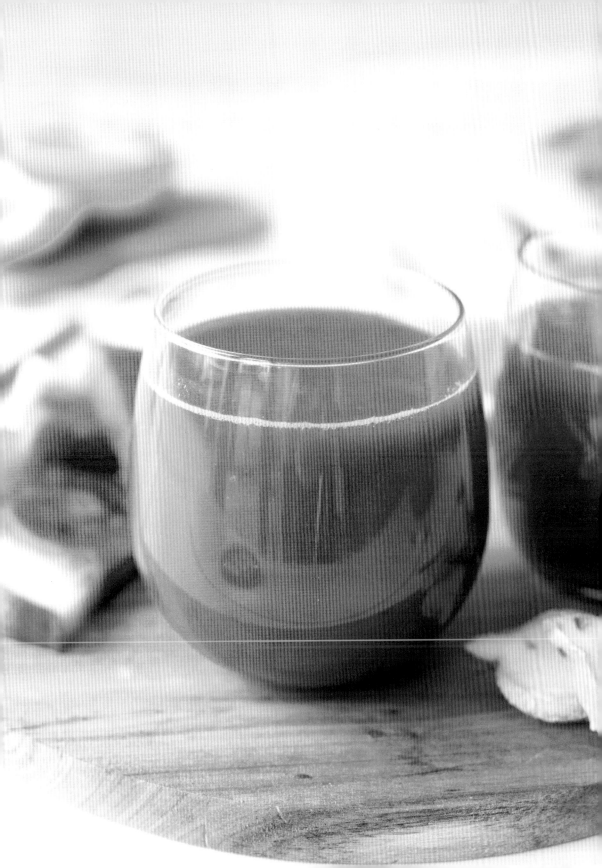

11

芹菜汁

如果飲用方法正確，這份簡單的草藥萃取汁具有令人難以置信的療效，可以徹底改善各種健康問題。這就是為何芹菜汁是安東尼排毒淨化和其他排毒淨化很重要的一部分。不管你想要治癒某種症狀或單純只是預防保健，這都是開始一天很好的方式。

1 把西洋芹菜

1 切除芹菜根莖大約 0.5 公分，並且把莖分開。

2 將芹菜洗淨。

3 將芹菜莖放入榨汁機中榨汁。如果需要，過濾榨汁中所有殘渣。榨好後立即空腹飲用，以達到最佳效果。之後至少等待 15 到 30 分鐘再吃其他東西。

4 如果你沒有榨汁機，你可以使用調理機做芹菜汁。方法如下：如果需要，先切除芹菜根莖大約 0.5 公分，把莖分開。將芹菜洗淨後，放在乾淨的砧板上，切成大約 1 英吋小塊狀。將切碎的芹菜放入高速調理機中攪拌至柔滑狀（過程中不要加水）。如有必要，可利用調理機的攪拌棒。打好後，過濾液化的芹菜汁（製作豆漿的過濾袋是很好的工具），立即空腹飲用，以獲得最佳效果，之後至少等 15 到 30 分鐘再吃其他的東西。

補充說明

- 不要在芹菜汁中加入其他成分，如檸檬、蘋果、薑或綠葉蔬菜。雖然這些都是很好的食物，但芹菜汁只有在單獨飲用時才能發揮最大療效。同時避免在芹菜汁中添加冰塊、水或任何補充品或粉末。

- 如果你不能立即喝完整份芹菜汁，最好的儲存方法是放入有密封蓋的玻璃罐中，然後放入冰箱冷藏。現榨的芹菜汁大約在 24 小時內都具有療效，且會因時間拉長而漸漸失去效力，因此建議在 24 小時內飲用完畢。如果你真的別無選擇，只能保存超過 24 小時，你還是可以提前榨汁，並在任何可能的情況下把它喝完。

- 如果你無法取得芹菜製作芹菜汁，也無法從當地果汁吧獲得新鮮純正芹菜汁，

請不要絕望。在這種情況下，小黃瓜汁是理想的替代品，雖然它無法提供芹菜汁所具有的特定療效，但它也有特定的功效，例如細胞的水合作用以維持身體健康。喝法和芹菜汁一樣——只限純小黃瓜汁並空腹飲用。如果你既不能喝芹菜汁也不能喝小黃瓜汁，你可以選擇生薑水、蘆薈水和檸檬或萊姆水，不過，盡量不要養成用其他蔬果汁代替芹菜汁的習慣。

- 有關芹菜汁更多的資訊，包括兒童的使用劑用，請參閱《守護大腦的激活配方》中的〈補充品的黃金法則〉。

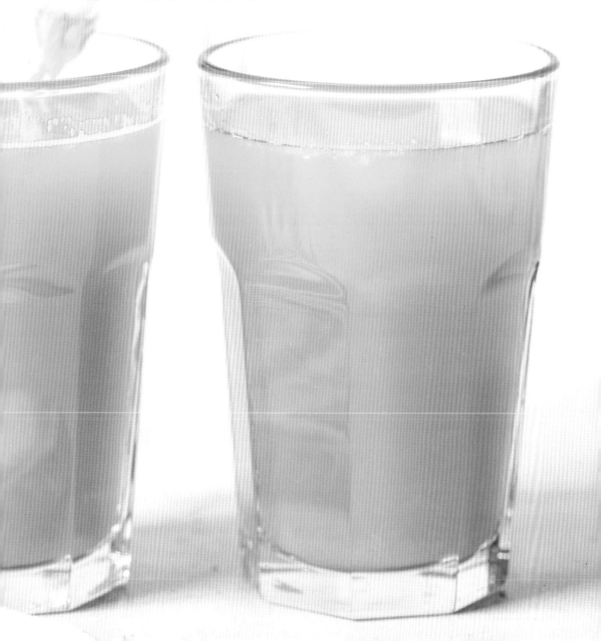

12

重金屬排毒果昔

1 人份

這款果昔綜合五種關鍵成分，是一組完美而強效的組合，可以安全排除大腦和體內的有毒重金屬，而且效果顯著，宛如生命活泉，有助於扭轉多種症狀。

2 根香蕉

2 杯冷凍或新鮮野生藍莓或 60 毫升純野生藍莓汁或 2 湯匙野生藍莓粉

1 杯新鮮香菜（緊實壓入量杯）

1 茶匙大麥苗汁粉

1 茶匙螺旋藻

1 湯匙大西洋紅藻（Atlantic dulse）或

2 滴管大西洋紅藻滴劑

1 顆柳橙汁

半杯至 1 杯水、椰子水、額外新鮮柳橙汁（自選）

1 將香蕉、野生藍莓、香菜、大麥苗汁粉、螺旋藻和大西洋紅藻與一顆柳橙汁用高速調理機混合至光滑。

2 如果需要稀釋，最多可再加 1 杯水、椰子水或額外柳橙汁即可享用。

補充說明

- 如果大麥苗汁粉和螺旋藻的味道對你來說太濃，你可以從少量開始先適應，然後再逐步增量。

- 使用野生藍莓（無論是新鮮、冷凍、粉狀還是純果汁），野生藍莓與人工種植的藍莓不同。

- 如果你的所在地無法取得新鮮或冷凍野生藍莓、野生藍莓汁或野生藍莓粉，你可以用黑莓替代。黑莓無法像野生藍莓可以根除與附著在有毒重金屬上，但黑莓的高抗氧化作用至少可以減緩重金屬的氧化速度，光是這點就很有幫助。

- 除了將柳橙汁加入果昔之外，你也可以選擇將去皮去籽的柳橙，整顆加入調理機一起攪拌。

- 如果在果昔中使用椰子水，請確保椰子水不含任何香料或添加物，避免粉紅色或紅色的椰子水。

- 如果你不喜歡香蕉，你可以用馬拉多爾（Maradol）木瓜或芒果代替。
- 如果你無法備齊果昔的五種成分，千萬不要就此作罷，你可以用現有的幾種成分，繼續致力製作這五種關鍵成分的果昔。

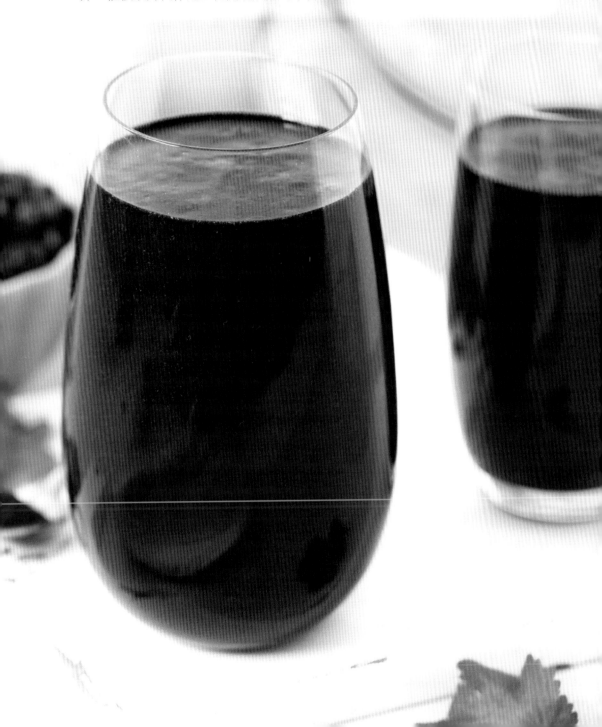

13 重金屬排毒果昔總匯

重金屬排毒果昔總匯與重金屬排毒果昔的功能一樣，都可以有效去除大腦和身體中的有毒重金屬，這份美味的果昔總匯是另一個很棒的選擇。

1 杯半新鮮或冷凍芒果

2 杯冷凍或新鮮野生藍莓或 60 毫升純野生藍莓汁或 2 湯匙野生藍莓粉

半杯新鮮或冷凍草莓（自選）

1 杯新鮮香菜（緊實壓入量杯）

1 茶匙大麥苗汁粉

1 茶匙螺旋藻

1 湯匙大西洋紅藻或 2 滴管大西洋紅藻滴劑

1 湯匙生蜂蜜（自選）*

半杯至 1 杯水、椰子汁或現榨柳橙汁（自選）

1 根香蕉，切片，置上層（自選）

¼ 杯新鮮藍莓、蔓越莓、黑莓和 / 或草莓，置上層（自選）

1 將芒果、藍莓、草莓（如果有）、香菜、大麥苗汁粉、螺旋藻、大西洋紅藻、自選生蜂蜜和半杯水、椰子水或柳橙汁（如果有）放入高速調理機攪拌至呈光滑狀，至少 3 到 5 分鐘。如果有必要再加一點液體混合，將果昔倒入碗中，上面放上香蕉片和漿果（如果有）後即可享用。

* 如果你正在做重金屬排毒淨化，你可以用這份食譜代替重金屬排毒果昔，如果你不加生蜂蜜；你也可以用它來代替進階重金屬排毒果昔，如果你省略蜂蜜，並將螺旋藻、大麥苗汁粉和香菜增加到《守護大腦的激活配方》的進階版重金屬排毒果昔中的分量。

補充說明

- 如果大麥苗汁粉和螺旋藻的味道對你來說太濃，你可以從少量開始先適應，然後再逐步增量。

- 如果你選擇加入新鮮草莓，請在使用前先去除綠蒂。

- 如果你的所在地無法取得任何形式的野生藍莓，這時你可以用黑莓替代。雖然黑莓無法像野生藍莓可以根除與附著在有毒重金屬上，但黑莓的高抗氧化作用至少可以減緩重金屬的氧化速度。

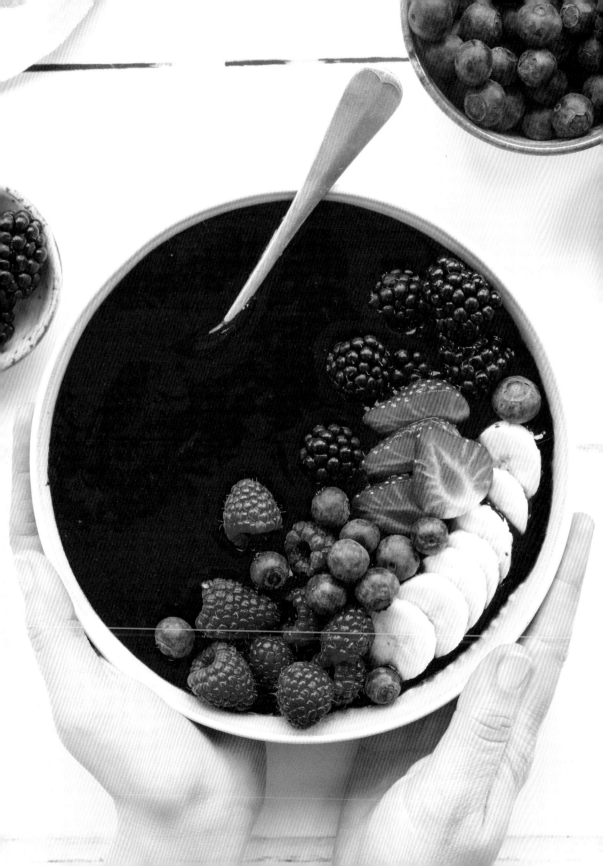

14

重金屬排毒果昔冰棒

8 份

這份有趣的冰棒讓你可以輕鬆將安東尼重金屬排毒食品納入孩子的飲食（或你的飲食）中。你可以將食譜分量加至雙倍、三倍或四倍，這樣你手邊就有足夠的冰棒可以隨時享用。

1 杯半冷凍或新鮮野生藍莓或 250 毫升純野生藍莓汁

半杯芒果丁（自選）

1 杯新鮮香菜

1 杯半現榨柳橙汁

1 茶匙大麥苗汁粉

1 茶匙螺旋藻

1 湯匙大西洋紅藻或 2 滴管大西洋紅藻滴劑

2 至 3 湯匙生蜂蜜或純楓糖漿（自選）

1 將所有成分放入調理機中攪拌 1 到 2 分鐘至呈光滑狀。如果需要，可添加更多生蜂蜜或楓糖漿調整甜度。

2 將混合物倒入模具中冷凍至少 4 小時。

3 凝固後從模具中取出即可享用。

補充說明

* 此食譜並未使用最佳去除重金屬的五種關鍵食物的全部分量，因此，如果你是成年人要使用此食譜，請務必在一天的其他時間，補足《守護大腦的激活配方》第十章〈安東尼重金屬排毒〉提到野生藍莓、螺旋藻、大麥苗汁粉、新鮮香菜、大西洋紅藻五種關鍵食物。

* 由於野生藍莓特殊的凝固力，你可以試著放入冷藏室而不是冷凍庫製作這款冰棒。在這種情況下，讓模具放在冰箱中至少 3 小時，並記住，冷藏的冰棒製好後不會像冷凍冰棒那樣堅硬。

* 無論有沒有加芒果，這份冰棒依然很美味。雖然芒果可以為冰棒帶來更濃郁的口感，但柳橙香氣在不加芒果的情況下會更加清爽，你可以嘗試這個食譜的兩種版本，找出家人最喜愛的口味。

* 如果你的所在地無法取得任何形式的野生藍莓，你可以使用黑莓替代。雖然黑莓無法像野生藍莓可以根除與附著在有毒重金屬上，但黑莓的高抗氧化作用至少可以減緩重金屬的氧化速度。

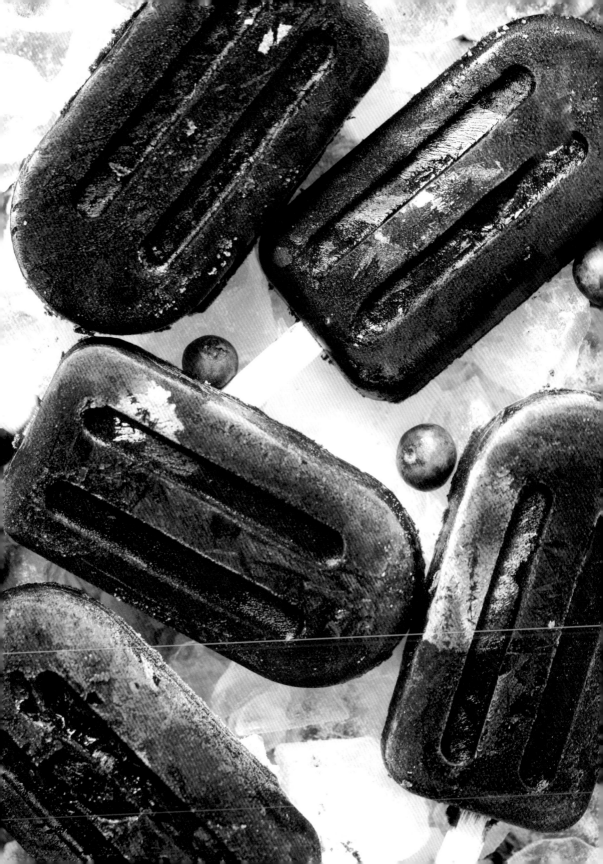

15

大腦排毒滋補飲品

這份分為兩組的滋補飲品有助於排除大腦內的氨氣，是附著在腸道內壁上腐爛的蛋白質和脂肪，以及其他在腸道內壁發酵的食物所排出的氨氣。在滋補飲品15 分鐘後飲用純椰子水，是因為有一個重要目的：將毒素排出體外。

2 杯（500 毫升）椰子水

1 茶匙螺旋藻

1 茶匙大麥苗汁粉

2 茶匙純野生藍莓汁或 2 茶匙純野生藍莓粉

1 滴管無酒精檸檬香蜂草酊劑

1 杯（250 毫升）椰子水（後續飲用）

1 除了那些後續要飲用的椰子水外，將所有成分放入調理機中攪拌。

2 在喝完大腦排毒滋補飲品後 15 分鐘，再喝 1 杯 250 毫升椰子水。

補充說明

● 避免使用粉紅色或紅色的椰子水，這代表已經變質，同時還要避免添加任何香料的椰子水。

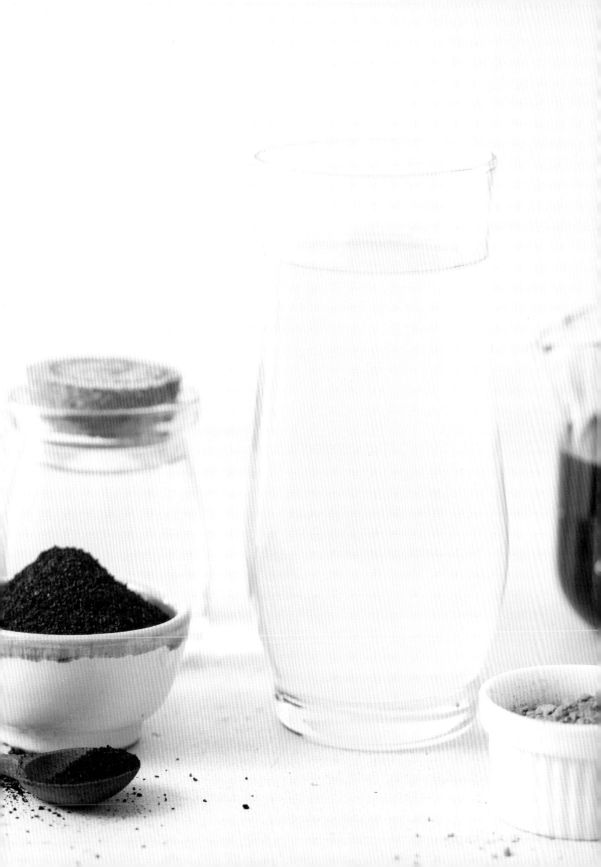

16 大腦能量飲

這份快速且美味的食譜可以補足大腦內需要的葡萄糖和礦物鹽儲備量。

2 根香蕉或 2 杯芒果或 2 杯現榨柳橙汁

1 杯新鮮或冷凍去籽櫻桃

2 杯菠菜、羊齒生菜或歐芹

半顆檸檬汁或 1 顆萊姆汁

1 將所有配料放入調理機中混合，攪拌至呈滑順狀。

2 立即享用。

補充說明

- 你可以隨意添加香蕉、芒果或新鮮柳橙汁，以獲得更多營養或含有更多卡路里。例如，你或許可以使用 4 或 5 根香蕉，讓自己更有飽腹感。

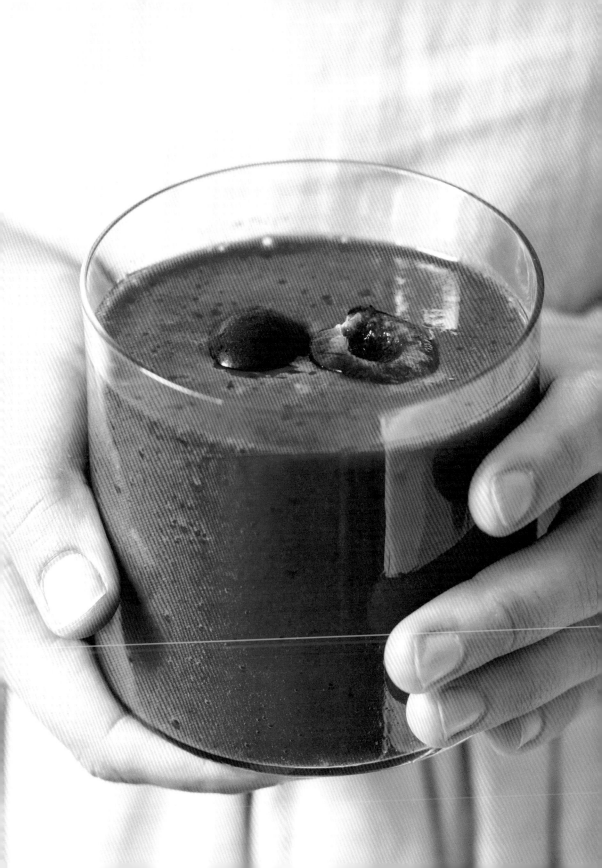

野生藍莓「優格」

1-2 人份

甜甜略帶檸檬的酸味，這種優格替代品既美味又有療效，將它裝入小玻璃杯或罐子裡，就能享受更傳統的優格體驗。這是一份很棒的食譜，可以多做一些存放冰箱當作點心，以備不時之需。

2 根香蕉

1 杯冷凍野生藍莓

1 茶匙現榨檸檬汁

半茶匙純香草粉、肉桂或小豆蔻
（自選）

1 如果使用調理機中混合香蕉、野生藍莓、檸檬汁和香草、肉桂或小豆蔻（如果有），攪拌至呈光滑狀後，根據需要將調理機內側殘留的配料刮乾淨。

2 倒入小玻璃杯或罐子裡。食用前冷藏至少 3 小時，或者最好冷藏一夜。

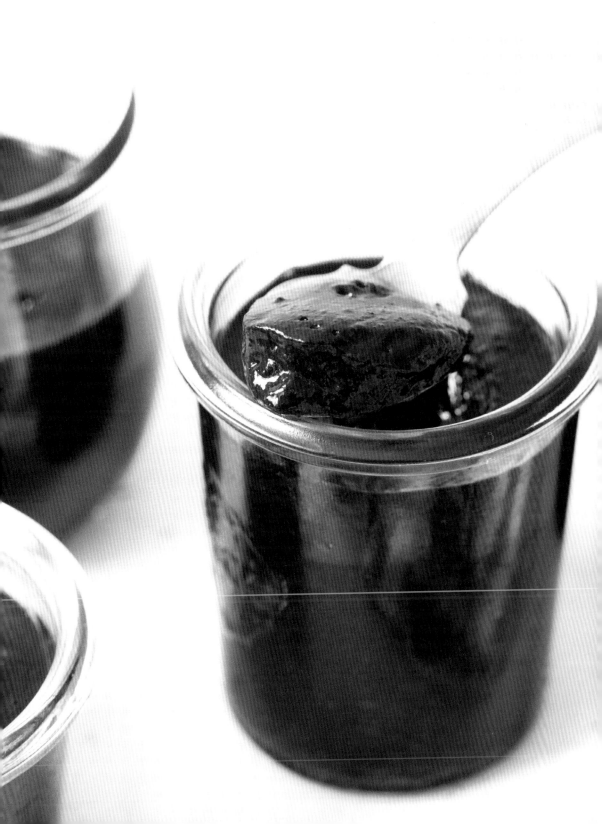

18

蘋果或西洋梨醬

1人份

蘋果和西洋梨可以淨化肝臟，減少肝臟因過度勞累的遲滯。蘋果和西洋梨還可以為血液補水並降低血液毒性，製作新鮮的蘋果醬（或西洋梨醬）是協助身體康復的好方法。

1至2顆紅色蘋果或3顆成熟西洋梨，切碎

1至3顆椰棗，去核（自選）

1根芹菜莖，切碎（自選）

¼ 茶匙肉桂（自選）

1 將切碎的紅蘋果或西洋梨和其他材料放入調理機攪拌，直到呈柔滑均勻的蘋果醬或西洋梨醬。

2 立即食用，或擠一些新鮮的檸檬汁在上面，並密封冷藏保存。

補充說明

* 如果這份食譜是你在重金屬排毒淨化（簡易版或之前提及的排毒法）中的早餐點心，那麼就不要加入椰棗。椰棗雖然對身體有益，但晨間要著重在其他具有療效的排毒淨化食物。

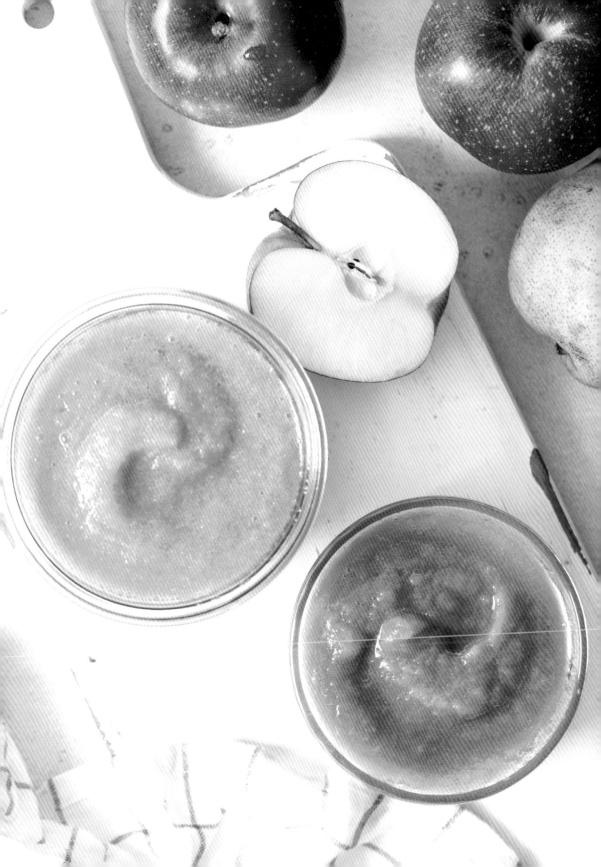

19

桃子香蕉奶霜

這份桃子奶霜既健康又美味，尤其是如果你使用多汁、成熟的新鮮桃子。這份美味食譜可作為零食，或者自行將食譜加倍分量，製作更讓人飽足的餐點。

1 根冷凍香蕉

1 根新鮮香蕉

¼ 至半杯冷水或椰子水

¼ 茶匙肉桂或純香草粉

2 至 3 顆成熟桃子，略切碎

1 至 2 茶匙生蜂蜜（自選）

1 將冷凍香蕉、新鮮香蕉、¼ 杯水或椰子水以及肉桂或香草以食品處理機或調理機攪拌呈柔順狀，如有需要，可添加更多水以達到所需的稠度。

2 將香蕉奶霜和桃子分層裝入杯中，最後淋上生蜂蜜（如果有）即可食用。

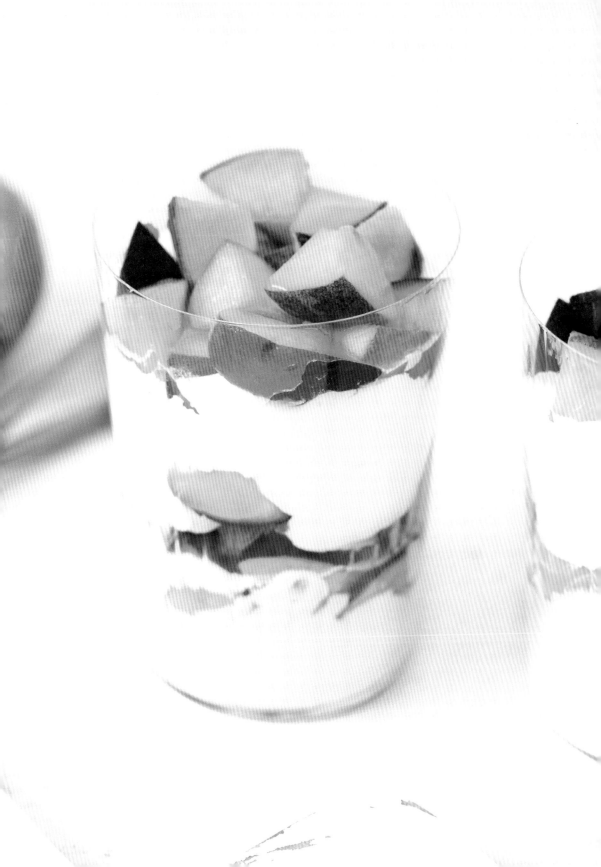

香蕉芒果野生藍莓聖代

6 人份

層疊甜美的水果可以為你的大腦提供所需的燃料。當你把這份點心放入冰箱裡幾個小時或更長時間後就會變硬，幾乎就像一個水果蛋糕，裡面有一層層香蕉「麵包」、甜芒果泥和野藍莓生蜂蜜果醬。

3 至 4 顆中型芒果

5 杯冷凍野生藍莓（先解凍）

3 湯匙生蜂蜜

6 至 8 根香蕉

半杯新鮮藍莓或冷凍野生藍莓（先解凍）（自選）

1 將芒果肉放入調理機中，攪拌至呈光滑狀後靜置一旁。

2 將野生藍莓放在篩子中瀝乾。之後將野生藍莓與生蜂蜜一起放入調理機中，攪拌至呈柔順狀。而剩餘的野生藍莓汁可用於另一份食譜或當作飲料飲用。

3 如果你準備的是大型聖代杯，你可以將香蕉縱向切片；如果你的是小型聖代杯，你可以將香蕉橫向切成圓形。

4 聖代杯底部放入兩層切片的香蕉，略微重疊。接著倒入一層芒果泥；然後將野生藍莓果醬均勻鋪平在芒果上，重複以上過程。

5 用新鮮的藍莓或冷凍野生藍莓裝飾（如果有），最後放入冰箱冷藏數小時或過夜即可。

補充說明

- 如果你願意，你可以立即享用此食譜而無需冷藏，這樣仍然會很美味；然而，放入冰箱可以讓口感變硬味道更好。

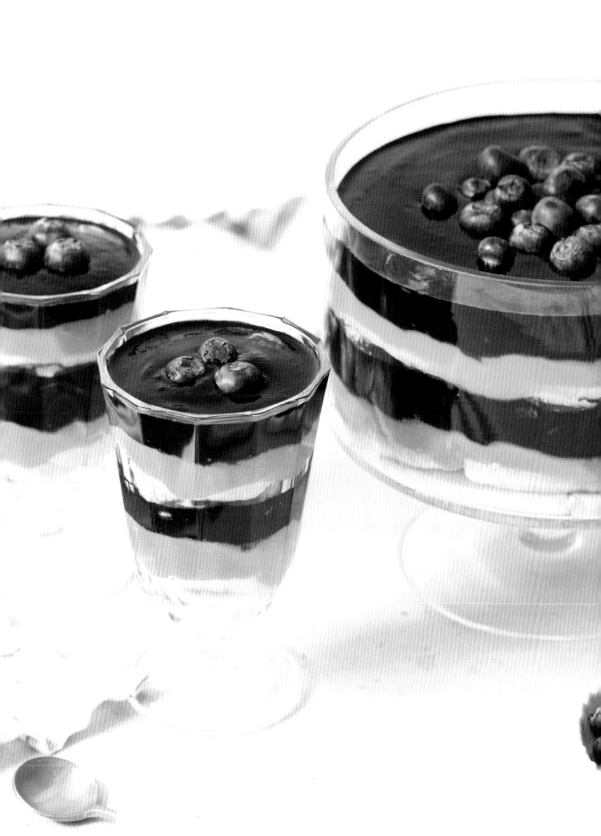

21 大腦救星沙拉

　　這份療癒沙拉有助於大幅減少和清除大腦與腦脊液中的酸，同時還有助於身體系統創造鹼性的環境。

1 杯歐芹葉，大致切碎

1 杯香菜葉，大致切碎

2 杯菠菜，大致切碎

2 杯羽衣甘藍，切碎

2 杯芝麻菜，大致切碎

4 至 6 杯紅葉或綠葉生菜，切碎

1 杯半新鮮或蒸熟的青豌豆

1 杯半切成薄片的小黃瓜

1 杯豆芽菜或綠色菜苗

沙拉醬汁

1 杯鮮榨柳橙汁

2 湯匙鮮榨檸檬汁

2 湯匙生蜂蜜

1 枝新鮮迷迭香，只取葉

¼ 茶匙卡宴辣椒或適量

1 將所有沙拉配料放入碗中輕輕攪拌混合後靜置備用。

2 用調理機將所有沙拉醬配料攪拌至呈光滑狀，之後用細網篩過濾醬汁置於小碗中。

3 最後將沙拉醬汁淋在沙拉上，輕輕拌勻即可享用。

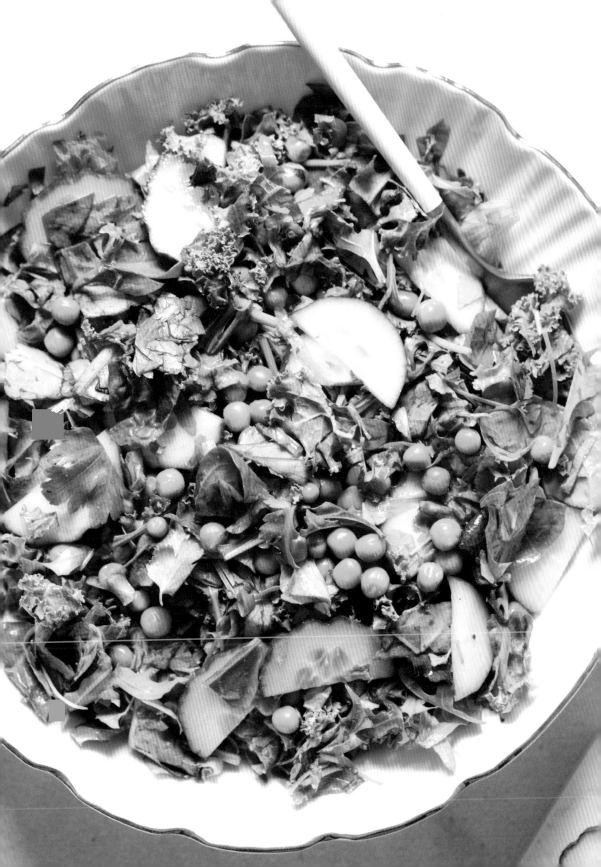

22

大腦防護沙拉

這份沙拉富含關鍵的抗氧化劑，透過減緩和抑制神經膠質細胞氧化來保護大腦。中斷氧化過程可以讓腦細胞接受更多的營養和化學物質，包括神經傳導物質激素，從而使思維更清晰。

1 杯切碎的黃瓜

1 杯切碎的紅甜椒

⅓ 杯切碎的紅洋蔥

1 杯切碎的蘋果

半杯新鮮香菜葉，切碎

6 至 8 杯綠葉或奶油萵苣，切碎

1 杯自選漿果，如黑莓或野生藍莓

沙拉醬汁

1 杯芒果丁或馬拉多爾木瓜

半杯小番茄（約 4 至 5 顆）

1 湯匙鮮榨萊姆汁

2 茶匙生蜂蜜

1 將所有沙拉配料放入碗中輕輕攪拌混合後靜置備用。

2 用調理機將所有沙拉醬配料攪拌至呈光滑狀。

3 最後將沙拉醬淋在沙拉上，輕輕拌勻即可享用。

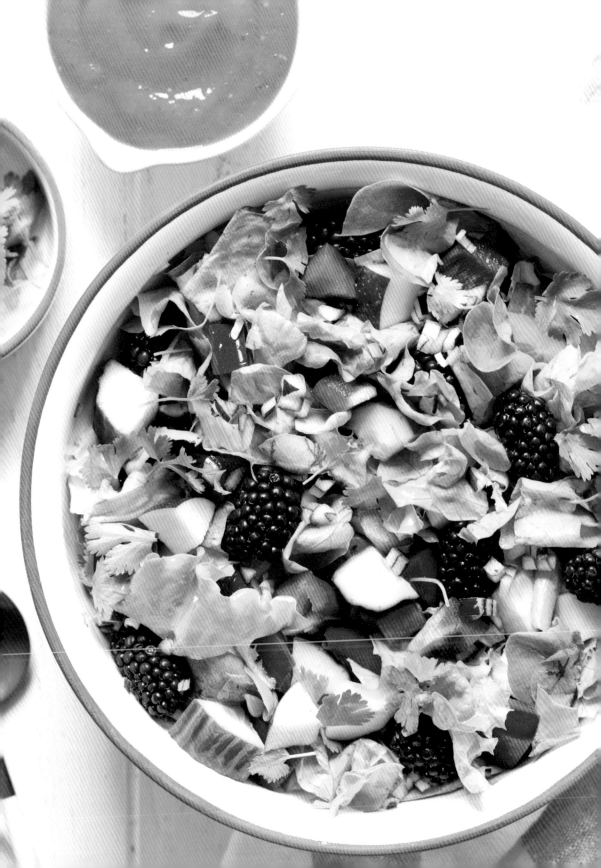

菠菜湯

1 人份

這份簡易、味道濃郁的湯品容易消化，也是一天之中多攝取綠葉蔬菜的好方法。安東尼菠菜湯是大腦和身體其他部位關鍵的療癒工具。此外，菠菜內含的所有礦物質還有助於抑制那些你明知對健康無益的嘴饞行為。

500 公克小番茄

1 根芹菜

1 瓣大蒜

1 顆量的鮮榨柳橙汁

4 杯嫩菠菜葉（緊實壓入量杯）

2 片羅勒葉或幾枝新鮮香菜

1 根小黃瓜（自選）

1 將番茄、芹菜、大蒜和柳橙汁放入高速調理機中，攪拌至呈滑順狀。

2 加入菠菜攪拌至完全混合；再加入羅勒或香菜，攪拌至呈光滑狀。

3 你可以單獨以菠菜湯上桌，或者根據需要，將湯加在小黃瓜麵條上。你可以使用螺旋器、切絲削皮器或蔬菜削皮器製作小黃瓜麵條。先把小黃瓜麵條放在碗裡，之後再將調好的湯倒入碗中，即可上桌。

補充說明

- 如果你無法取得菠菜，你可以使用奶油萵苣代替。

- 如果你無法取得小番茄，你可以使用成熟芒果代替。如果你無法取得新鮮芒果，你可以使用解凍的冷凍芒果代替。

- 如果沒有番茄和芒果，你可以混合香蕉和蔬菜。但食譜中不要同時加入香蕉和番茄，因為這兩者合起來吃不容易消化，因此只使用香蕉取代即可。

- 使用有機小黃瓜時，你可以根據喜好保留小黃瓜皮或去皮。如果使用一般的小黃瓜，料理前先削除小黃瓜外皮。

- 英國小黃瓜是製作小黃瓜麵條不錯的選擇，因為它們的種子很小。

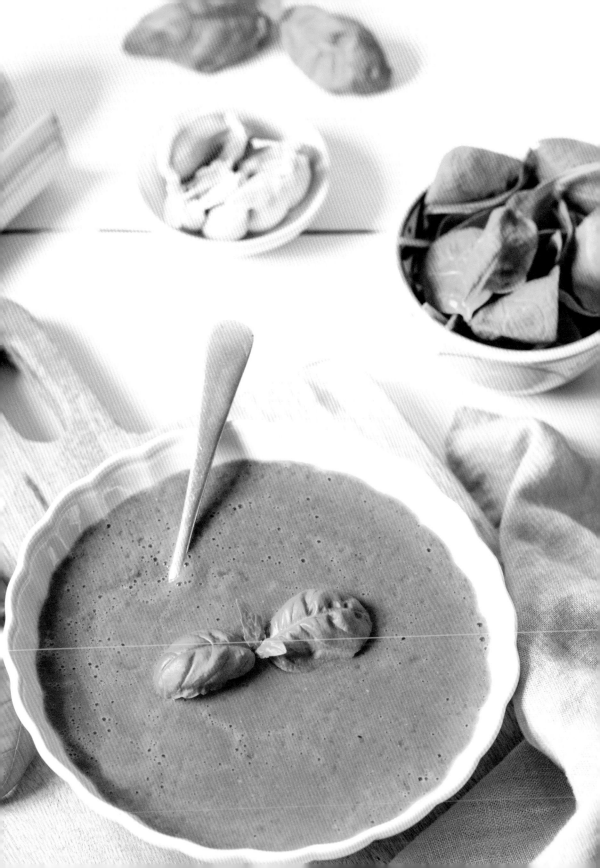

大腦救星蔬菜捲

1 人份

這份蔬菜捲充分發揮水果和蔬菜的天然美味。它的作法簡單，但不要小看它——這份點心可是富含營養，可以為大腦提供所需的養分。最後擠在上面的柳橙汁更是一絕，不僅可以增添美妙的風味，同時還能幫助你有效吸收與消化食物。

6 片大葉萵苣，例如綠葉、紅葉、奶油葉或長葉萵苣

3 杯自選上層裝飾，例如小黃瓜片、小黃瓜麵條、小菠菜和 / 或豆芽或綠豆苗

3 杯自選甜味水果，例如香蕉片、芒果丁和 / 或柳橙片

2 杯自選漿果，例如覆盆子、黑莓和 / 或草莓

適量鮮榨柳橙汁（自選）

1 將萵苣葉排放在盤子上。

2 在萵苣葉上放上黃瓜片、黃瓜麵、菠菜和 / 或豆芽。

3 加入水果，例如香蕉片、芒果丁和 / 或柳橙片，最後放上自選的漿果。

4 在上面擠一點柳橙汁，將萵苣葉捲起來後即可食用。

補充說明

- 雖然萵苣是這份食譜的首選，但你也可以使用羽衣甘藍。

- 如果你在此食譜中選擇新鮮草莓，請在使用前去除草莓上的綠蒂，相關原因請閱讀第 3 頁。

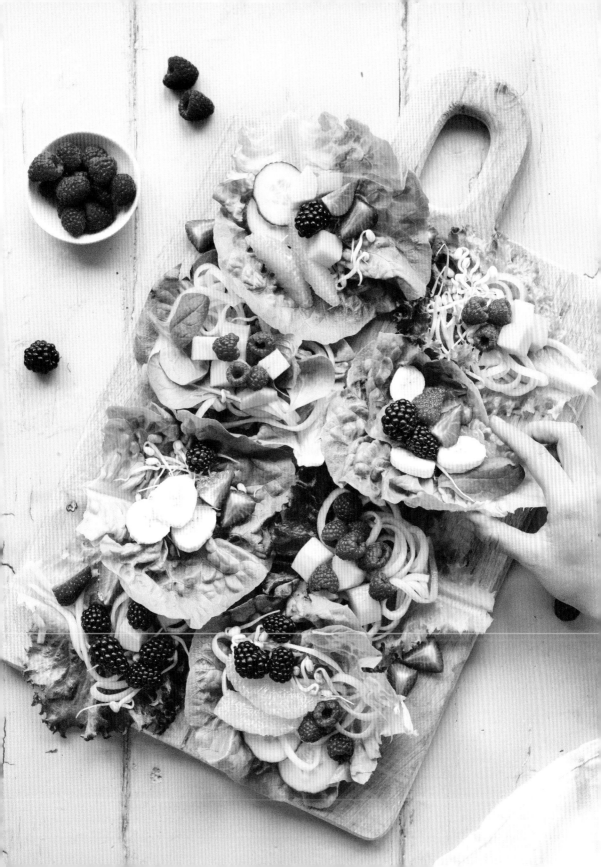

蘆筍菠菜醬

1 人份

　　這份奶油般的美味沾醬是一種很棒的方法，讓你在飲食中添加更多必需的綠葉蔬菜，以及具有療效的香草、蘆筍等。這份沾醬可以與生菜搭配，舀入萵苣葉中，或作為蒸馬鈴薯或地瓜的沾醬，同時也可以單獨作為養生湯食用。

1 杯半去尾端並粗略切碎的生蘆筍

5 杯菠菜（緊實壓入量杯）

半杯小番茄

1 瓣大蒜，切碎

2 湯匙半鮮榨檸檬汁

¼ 杯新鮮香菜葉

¼ 杯新鮮羅勒葉

1 湯匙生蜂蜜或 2 顆去核椰棗

¼ 至半茶匙辣椒片或紅辣椒片

上菜搭配（自選）

甜椒切成楔形（紅色、黃色或橙色）

黃瓜片

胡蘿蔔棒

芹菜棒

萵苣葉，如黃油萵苣、紅葉萵苣、綠葉和長葉萵苣

1 將蘆筍、菠菜、番茄、大蒜、檸檬汁、香菜、羅勒、生蜂蜜或椰棗，以及辣椒或紅辣椒片放入食品處理機中攪拌至光滑和乳脂狀，但仍保留口感，時間大約 2 到 3 分鐘，並且根據需要將內鍋沾上的配料刮乾淨。

2 立即與生菜、水果和香草一起食用，或冷藏備用。這份沾醬也可以作為湯品，或舀入半顆甜椒中，或塞入挖空的番茄中，或搭配蒸馬鈴薯一起食用。

補充說明

- 這份食譜最好使用食品處理機製作，這樣才能保留少許奶油般的口感。如果你沒有食品處理機，你也可以使用調理機，雖然稠度有所不同，但兩者都很美味。

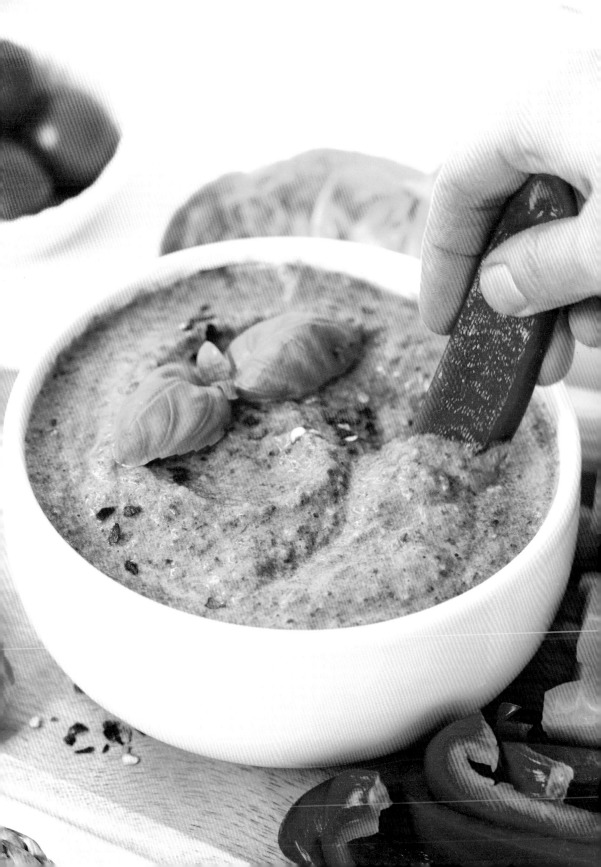

26

番茄鑲香草花椰菜飯

2 人份

人們經常低估番茄的療效，但實際上它有很多療癒的特性。當你使用優質美味的番茄和農產品時，這份食譜就能發揮番茄的功效。你可以選擇自己最喜歡的香草或香草組合，單純享受這份餐點的香氣和純粹的美味。

5 至 6 顆中型到大型番茄

3 杯花椰菜小花

1 杯新鮮香草葉，如香菜、歐芹和 / 或羅勒

1 湯匙鮮榨檸檬汁

半湯匙生蜂蜜

½ 至 1 茶匙紅辣椒片

半茶匙大蒜粉

半茶匙洋蔥粉

1 茶匙大西洋紅藻片（自選）

1 準備番茄醬，從頂部切下大約 1 公分，挖出裡面的果肉，靜置一旁備用。

2 將花椰菜小花、香草、檸檬汁、生蜂蜜、紅辣椒片、大蒜粉、洋蔥粉和大西洋紅藻片（如果有）放入食品處理機中製作花椰菜飯。以瞬間轉速快轉幾次，直到花椰菜呈現像米飯一樣的質地。

3 將花椰菜香草飯塞滿番茄後，立即享用或冷藏備用。

補充說明

- 盡量選擇深色的番茄。傳家寶番茄非常美味，特別適合這份食譜，在這種情況下，你可以選擇任何顏色成熟的番茄，這取決於它們的品種。

- 番茄的果肉可以留下來放入沙拉醬、湯品、高湯或醬汁中，或者如果你不在意餐點的擺盤是否賞心悅目，你可以將其切碎倒在花椰菜餡上，這樣就可以立即享用。

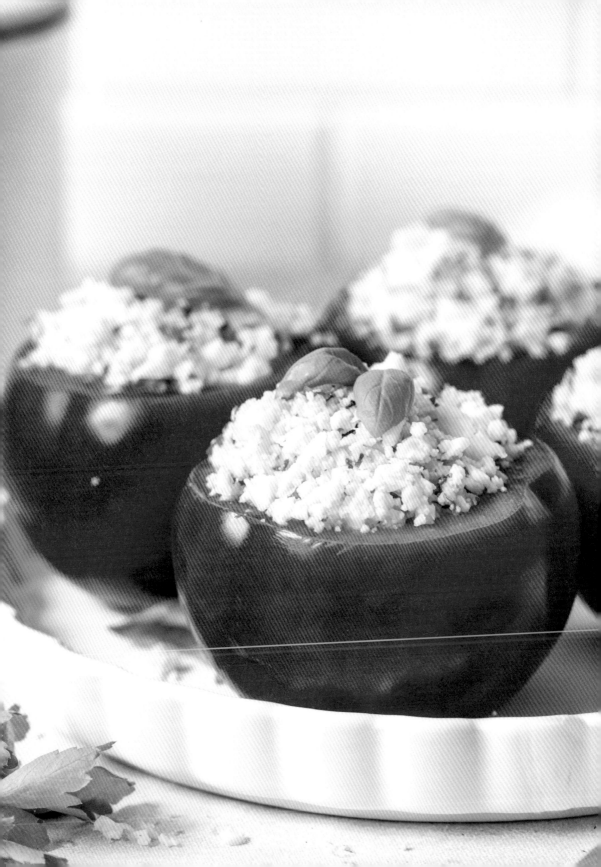

27

生「炒鮮蔬」

2 份

這份美味的生「炒鮮蔬」香甜可口，味道鮮美，是於飲食中融入更多生鮮水果、香草和蔬菜絕妙的好方法，並且為你帶來最大的療癒功效。

¼ 杯鳳梨汁

¼ 杯鮮榨萊姆汁

2 湯匙生蜂蜜

¼ 杯芒果丁

半英吋新鮮生薑

1 瓣大蒜

1 茶匙大西洋紅藻片（自選）

¼ 至半茶匙卡宴辣椒片或紅辣椒片

1 杯切碎的綠花椰菜

1 杯切成薄片的蘑菇 *

1 杯切碎的紅甘藍

1 杯切成薄片的紅色、橙色或黃色甜椒

半杯切成薄片的甜豆

半杯切成薄片的胡蘿蔔

¼ 杯切碎的青蔥

2 湯匙切碎的新鮮香菜

2 湯匙切碎的新鮮薄荷

1. 製作醬汁時：將鳳梨汁、萊姆汁、生蜂蜜、芒果、生薑、大蒜、大西洋紅藻片（如果有）和卡宴辣椒或紅辣椒片放入調理機中混合，攪拌至呈光滑狀後靜置一旁。

2. 將綠花椰菜、蘑菇、紅甘藍、甜椒、甜豆、胡蘿蔔、青蔥、香菜和薄荷放入一個大碗中，淋上醬汁輕輕攪拌直到混合均勻。放入冰箱醃製至少 1 小時或最多 3 至 4 小時，過程中要攪拌一下。

3. 從冰箱中取出，分裝兩個碗後即可食用。

* 關於蘑菇，切片前用溫水或熱水澈底洗淨。不要使用外表黏稠或腐爛的蘑菇，這是氧化和老化的跡象。

補充說明

- 這份食譜的關鍵是將原料切成非常薄或小塊，然後醃製至少 1 個小時（或更長時間），這樣蔬菜、香草和蘑菇就會變得更軟、更容易食用，千萬不要省略這些步驟。

- 至於鳳梨汁，你可以使用鮮榨的鳳梨汁或瓶裝純鳳梨汁，不含添加劑、檸檬酸或香料。

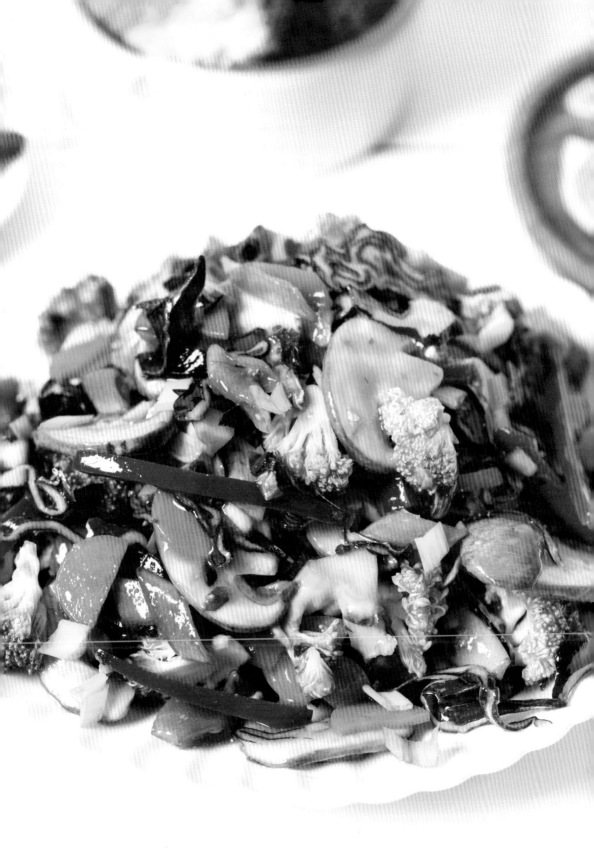

28

芒果海苔捲

香甜多汁的芒果和新鮮香草讓這份海苔捲脫穎而出。它們的作法很簡單卻風味十足，尤其是當你找到優質的芒果和番茄。現在就來製作你的海苔捲並立即享用，或者打包作為點心吧！

4 片海苔

現擠柳橙汁、檸檬汁或萊姆汁

1 顆芒果，去皮切成細條

1 根小黃瓜，切絲

2 顆番茄，切成條狀

4 根青蔥

1 杯綠菜苗或豆芽

1 杯新鮮香菜葉

1 杯新鮮薄荷葉

1 將海苔有光澤的一面朝下，橫放放在砧板上。滴幾滴柳橙汁、檸檬汁或萊姆汁在海苔上，用手指將果汁均勻抹在海苔上，使其略微濕潤。

2 將 ¼ 的芒果片、小黃瓜、番茄、青蔥、綠菜苗、豆芽和香草放在薄片的一端。另一端再擠 1、2 滴柳橙汁、檸檬汁或萊姆汁；然後緊緊將海苔捲起來；將捲好的海苔切成兩半。

3 重複以上過程，將剩餘的配料用完即可食用。

補充說明

- 如果你無法取得新鮮的芒果，你可以用木瓜片或用 4 顆切碎的椰棗代替。將椰棗碎片分散在海苔上。

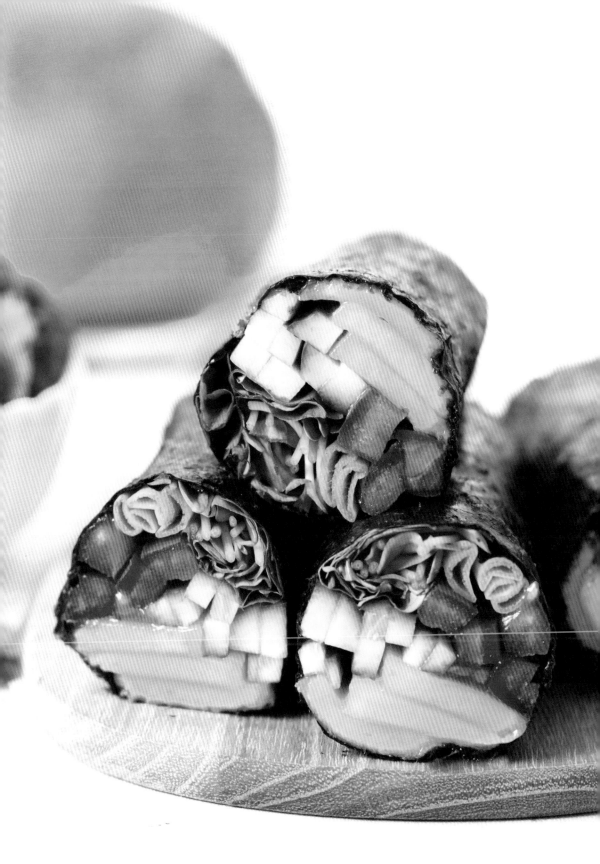

29

綠葉漿果沙拉

　　新鮮、清淡、濃郁果香味，這份充滿活力的沙拉是一天中任何時候正餐或點心的最佳選擇，可以為你提供來自綠葉蔬菜、綜合漿果、野生藍莓，以及這份食譜中每種成分的大量營養素！

6 杯綠葉蔬菜，如奶油萵苣和菠菜

2 杯綜合漿果，如草莓、藍莓、桑椹、覆盆子和 / 或黑莓

1 顆芒果，切丁（約 1 杯）（自選）

1 顆大柳橙，去皮分片（約 1 杯）（自選）

1 根香蕉，切片（約 1 杯）（自選）

野生藍莓「香醋」

半杯野生藍莓

¼ 杯鮮榨柳橙汁

2 湯匙鮮榨檸檬汁

1 湯匙生蜂蜜

1 湯匙切碎紅蔥（自選）

半茶匙大西洋紅藻片（自選）

1 將綠葉蔬菜、漿果、芒果（如果有）、柳橙片（如果有）和香蕉（如果有）放入大碗中輕輕攪拌，並分裝於沙拉碗，靜置一旁。

2 將香醋配料放入調理機中混合，攪拌至呈滑順狀，大約 1 至 2 分鐘。最後淋在沙拉上即可食用。

補充說明

* 如果你在此食譜中選擇新鮮草莓，請在使用前去除草莓上的綠蒂，相關原因請閱讀第 3 頁。

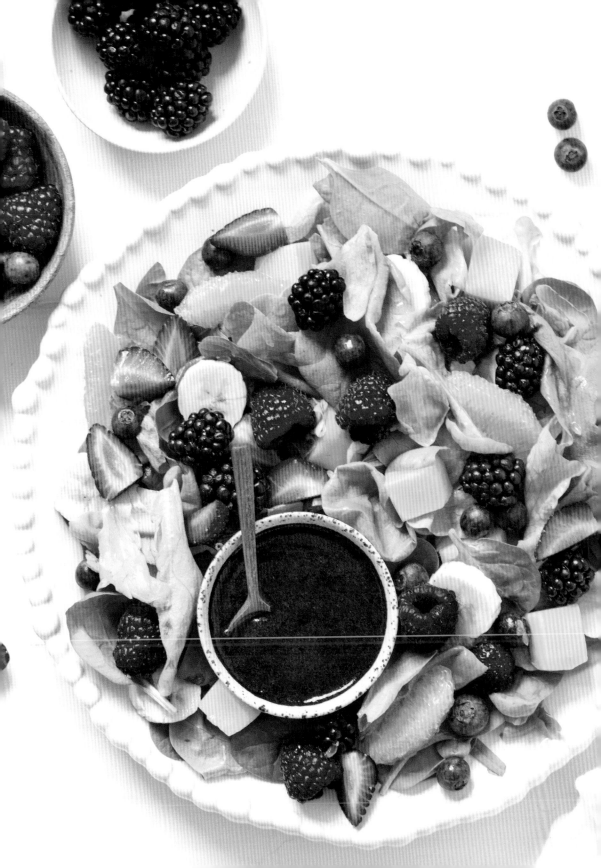

30

辣鮮蔬

2 人份

如果你正在尋找只有生鮮食材製成的餐點，那麼這份辣鮮蔬很可能正合你意！加上精選的香料和辣味，這份辣椒可以為你的肚子帶來一絲暖意，甚至你不需要加熱食物呢！

辣蔬盤

半杯曬乾番茄（無油和無鹽）

2 杯半切碎的小番茄

1 顆椰棗，去核

1 茶匙孜然粉

半茶匙香菜粉

半茶匙紅椒粉

¼ 至半茶匙辣椒粉或卡宴辣椒粉

1 湯匙新鮮奧勒岡葉或 1 茶匙乾燥奧勒岡

1 瓣大蒜

半湯匙鮮榨萊姆汁

½ 至 1 茶匙大西洋紅藻片（自選）

1 至 2 湯匙切碎的成熟辣椒（自選）

1 杯切碎櫛瓜

半杯切碎紅甜椒

⅓ 杯切碎紅洋蔥

⅓ 杯切碎芹菜

¼ 杯新鮮香菜葉

碎蘑菇

1 杯半切碎的蘑菇 *

半茶匙孜然粉

半茶匙香菜粉

半茶匙紅椒粉

半茶匙乾燥奧勒岡

1 茶匙鮮榨萊姆汁

1 茶匙生蜂蜜

上菜前

2 至 3 片楔形萊姆片

¼ 杯新鮮香菜

4 至 5 片新鮮成熟的辣椒片（自選）

---

* 關於蘑菇，切片前用溫水或熱水徹底洗淨。不要使用外表黏稠或腐爛的蘑菇，這是氧化和老化的跡象。

1. 將曬乾的番茄放入耐熱碗中，浸泡熱水 30 分鐘。

2. 同時，將蘑菇、香料、奧勒岡、萊姆汁和生蜂蜜放入食品處理機中混合，製成碎蘑菇。以瞬間轉速快轉幾次，直到大致切碎後，從食品處理機中取出靜置一旁。

3. 將浸泡過的曬乾番茄瀝乾，放入食品處理機中 —— 你不需要沖洗處理機內鍋。然後放入小番茄、椰棗、孜然粉、香菜粉、紅椒粉、卡宴辣椒粉或辣椒粉、奧勒岡、大蒜、萊姆汁、大西洋紅藻片（如果有）和辣椒（如果有），攪拌 2 到 3 分鐘，直到呈光滑狀，並且根據需要將內鍋側面刮乾淨。

4. 將櫛瓜、紅甜椒、紅洋蔥、芹菜和香菜葉加入食品處理機，以瞬間轉速快轉幾次，直到醬汁混合，但仍然具有厚實口感。

5. 上菜前，將辣鮮蔬分裝在湯碗中，上面放上碎蘑菇、楔形萊姆片、香菜和辣椒片（如果有）後即可食用。

- 你可以直接享用這份辣鮮蔬，或者如果你想讓餐點更豐盛，也能製作 58 頁的「番茄鑲香草花椰菜飯」搭配這份辣鮮蔬一起食用。

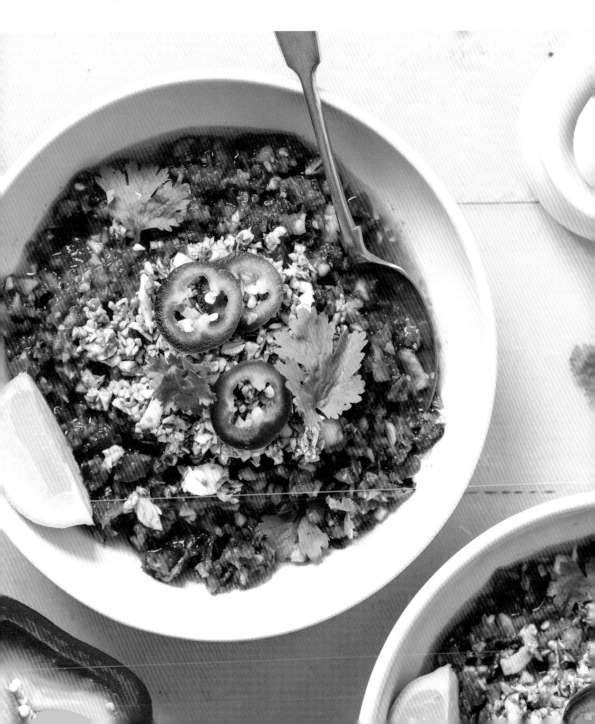

31

大蘑菇堡

如果你喜歡大口吃漢堡，那麼這份食譜可以為你提供別緻而美味的漢堡體驗，用波特菇作為漢堡包。這款漢堡充滿風味濃郁的曬乾番茄醬、新鮮番茄片、小黃瓜、洋蔥、羅勒和綠葉蔬菜，可以為你提供補充完美的療癒能量。

曬乾番茄抹醬

1 杯曬乾番茄（無油和無鹽），在溫水中浸泡至少 30 分鐘

1 瓣大蒜

1 湯匙新鮮奧勒岡或 1 茶匙乾燥奧勒岡

1 湯匙新鮮百里香或 1 茶匙乾燥百里香

1 湯匙半鮮榨檸檬汁

1 湯匙生蜂蜜

2 至 3 湯匙水（視情況而定）

漢堡

4 朵波特菇

2 至 3 湯匙鮮榨檸檬汁或柳橙汁

½ 至 1 茶匙大西洋紅藻片（自選）

½ 杯菠菜和／或萵苣葉

4 至 6 片番茄片

4 至 6 片白洋蔥或甜洋蔥片

⅓ 杯切成薄片的小黃瓜

4 片羅勒葉

半茶匙紅辣椒片（自選）

1 曬乾番茄抹醬：將浸泡過的曬乾番茄瀝乾，然後放入調理機或食品處理機中，加入大蒜、奧勒岡、百里香、檸檬汁和生蜂蜜，攪拌至完全混合但保留口感，將內鍋側面刮乾淨，並根據需要加入一勺水混合後放入冰箱冷藏備用。

2 用溫水至熱水澈底洗淨波特菇。（不要使用黏稠或腐爛的波特菇，這是氧化和老化的跡象。）洗淨後拍乾去梗，把波特菇蓋平放在砧板上。在波特菇底部淋上檸檬汁或萊姆汁，然後撒上大西洋紅藻片（如果有）。在 2 個波特菇底部抹上幾湯匙曬乾番茄醬，然後在上面放上菠菜和／或萵苣、番茄片、洋蔥片、黃瓜片、新鮮羅勒和紅辣椒片（如果有）。

3 在每個漢堡上放上一個波特菇帽，這樣你就做好兩個漢堡了。如果你喜歡，你可以在兩個波特菇帽的底部抹上更多曬乾番茄醬，然後再「蓋上」漢堡，即可上菜！

補充說明

- 如果曬乾番茄很硬，你可以試試這個浸泡軟化的方法：把番茄放在一個耐熱的碗裡，倒入滾水浸泡 30 分鐘。如果你想在 30 分鐘內快速軟化一般（不太硬）曬乾番茄，你也可以嘗試這種滾水浸泡法。

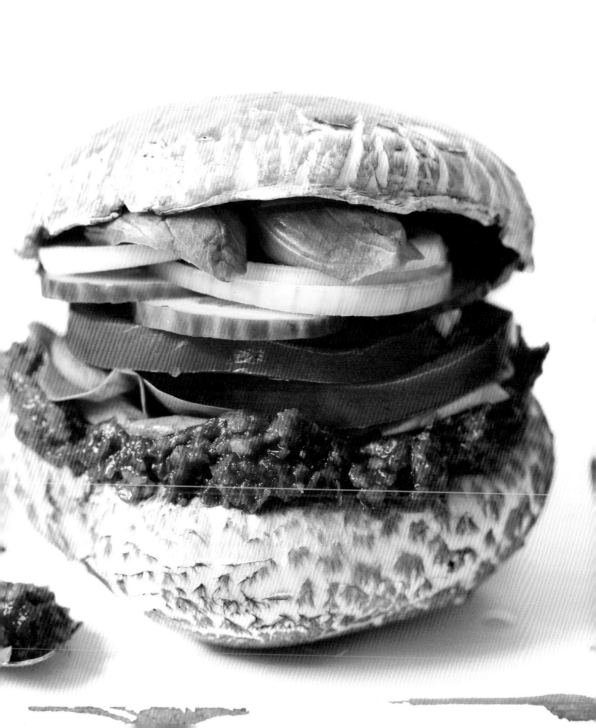

32

綠色沙拉佐法式沙拉醬

2 人份

這份色彩令人驚嘆的醬料就足以讓人二話不說動手做起來，它讓人想起經典的法式沙拉醬，但不含醋、油和其他有問題的成分，這份沙拉醬讓簡單的沙拉更加美味。

沙拉醬料

1 杯芒果丁

半杯切碎的紅色、黃色或橙色甜椒

1 片蒜瓣

3 湯匙鮮榨檸檬汁

3 湯匙番茄醬

2 湯匙純楓糖漿

半茶匙芥末粉

1 茶匙洋蔥粉

半茶匙大西洋紅藻片

綠色沙拉

6 到 8 杯綠葉蔬菜，例如混合蔬菜、菠菜、芝麻菜、奶油萵苣、羽衣甘藍和／或綠葉萵苣

半根黃瓜，切成薄片

3 到 4 顆中型番茄，切成薄片

1 顆小洋蔥，切成薄片

1. 將所有調味料放入調理機中攪拌至呈光滑狀，並根據需要調味或添加更多檸檬汁或楓糖漿。

2. 將綠葉蔬菜、黃瓜、番茄和洋蔥加入沙拉或攪拌碗中，輕輕攪拌直至均勻混合。

3. 將沙拉分裝至沙拉盤中，淋上沙拉醬，立即食用。

補充說明

- 尋找只含有番茄而不含其他成分（如鹽或檸檬酸）的番茄醬。

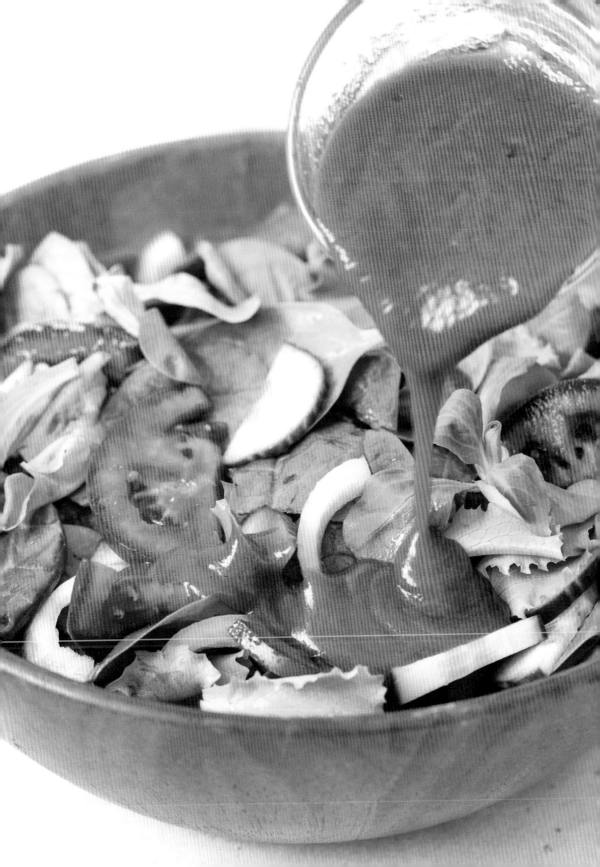

33 草莓莎莎醬

這份有趣的莎莎醬將一般的番茄換成了草莓！你可以直接吃，或者與沙拉混合，或者放在萵苣葉、對切的甜椒或黃瓜片上。無論你喜歡哪種吃法，你都會發現這份完美結合甜味和鹹味的莎莎醬令人耳目一新。

2 杯切碎的草莓

¼ 杯切碎的紅洋蔥或白洋蔥

2 湯匙切碎的墨西哥胡椒（最好是紅色）

¼ 杯香菜葉，切碎

2 湯匙鮮榨萊姆汁

1 湯匙生蜂蜜（自選）

半茶匙大蒜粉

大西洋紅藻，適量（自選）

1. 將草莓、洋蔥、墨西哥辣椒、香菜葉、萊姆汁、生蜂蜜（如果有）、大蒜粉和大西洋紅藻片（如果有）放入大碗中。

2. 攪拌直至配料均勻混合。蓋上蓋子放入冰箱醃漬 20 至 25 分鐘。

3. 立即享用或冷藏冰箱備用。

補充說明

- 草莓使用前先去除綠蒂洗淨。詳情參考第 3 頁。

- 根據草莓的甜度，你可能需要添加一些額外的生蜂蜜。

- 將莎莎醬放入冰箱醃漬可以增強風味，不要省略這個步驟。

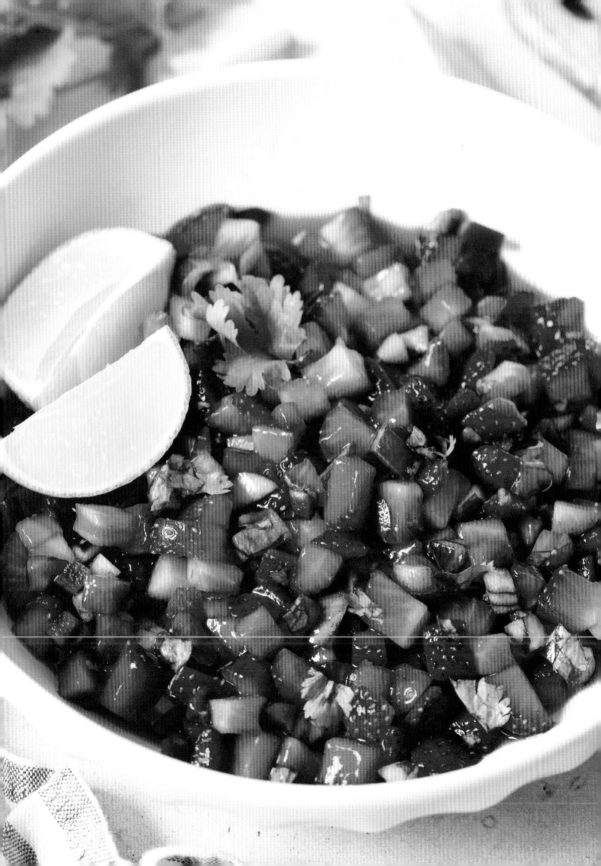

34

柯布沙拉

　　這份柯布沙拉結合了清脆的長葉蘿蔓萵苣、清爽的小黃瓜、多汁小番茄、酥脆茄子培根、豆芽或綠菜苗，以及自選鷹嘴豆。你可以選擇兩種調味料：用腰果製成的濃郁田園風味醬或清爽無脂蜂蜜芥末醬。也可以省略鷹嘴豆以維持這份食譜的全生食狀態，或者添加鷹嘴豆讓食材更豐富。

6 杯切碎蘿蔓萵苣

1 杯切碎小黃瓜

1 杯熟鷹嘴豆（自選）

1 杯切碎小番茄

4 到 5 片茄子培根切成小塊（食譜第 134 頁）

半杯豆芽或綠菜苗

田園風味醬

1 杯半去皮切丁生櫛瓜

3 湯匙生腰果

1 湯匙半鮮榨檸檬汁

1 茶匙大蒜粉

半茶匙洋蔥粉

半茶匙海鹽（自選）

1 湯匙切碎蒔蘿

1 湯匙切碎歐芹

蜂蜜芥末醬

2 湯匙鮮榨檸檬汁

1 湯匙半生蜂蜜

1 茶匙新鮮百里香葉或半茶匙乾燥百里香葉

¼ 茶匙芥末粉

1　將蘿蔓萵苣、小黃瓜、鷹嘴豆（如果有）、小番茄、茄子培根塊、豆芽或綠菜苗放入大碗中，攪拌至混合均勻。

2　製作田園風味醬：將櫛瓜、腰果、檸檬汁、大蒜粉、洋蔥粉和海鹽（如果有）放入調理機中，攪拌至柔滑狀後，拌入蒔蘿和歐芹。

3　製作蜂蜜芥末醬：將配料放入碗中攪拌至柔滑狀。

4　把沙拉分裝在碗中，淋上醬料，即可享用。

補充說明

- 雖然高品質海鹽或岩鹽是田園風味醬中自選的配料，但無鹽配方療癒效果越好。隨著時間推移，你可能會想減少或排除鹽分的攝取。

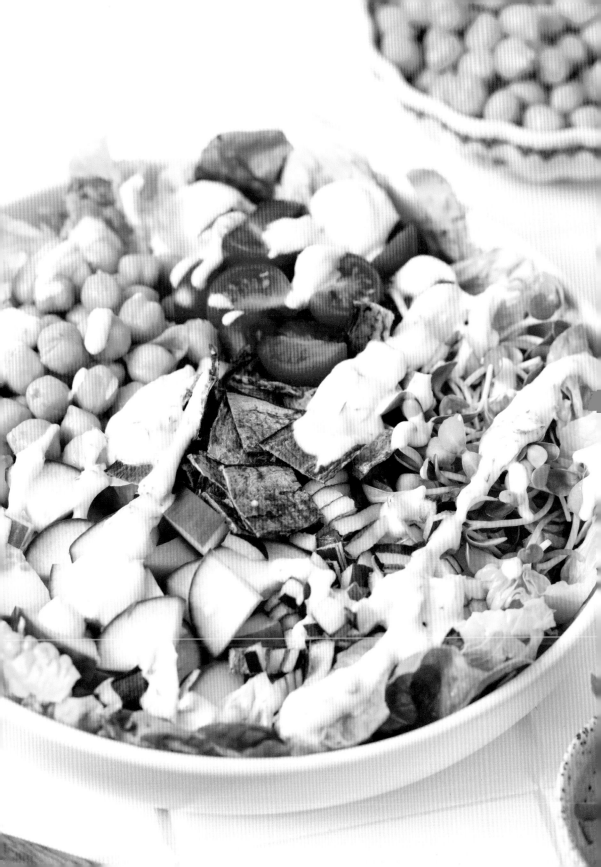

35

生香菜酸辣醬

這份新鮮香氣十足的生香菜酸辣醬，可以讓你在飲食中獲得更多香菜的療癒和淨化效果。你可以將其做為醬料享用，淋在沙拉或生菜上，或作為任何安東尼食譜中漢堡和三明治的醬料，當然直接吃也很美味！

4 杯緊密包裝的香菜葉，大致切碎

3 湯匙鮮榨萊姆或檸檬汁

2 湯匙生蜂蜜或 2 顆去核椰棗

2 英吋生薑，大致切碎

3 瓣大蒜

1 茶匙孜然粉

半茶匙海鹽（自選）

¼ 至半茶匙辣椒

1 到 2 湯匙水（視需要加入）

除了水以外，將所有配料放入食品處理機中攪拌至光滑狀，並根據需要刮下內鍋側面。如果需要，你可以加水讓攪拌過程更順利；然而，在大多數情況下，如果你繼續刮下食品處理機內鍋的側面，你可能就不需要再添加水。做好後立即食用或冷藏備用。

補充說明

* 雖然高品質海鹽或岩鹽是田園風味醬中自選的配料，但無鹽配方療癒效果越好。隨著時間推移，你可能會想減少或排除鹽分的攝取。

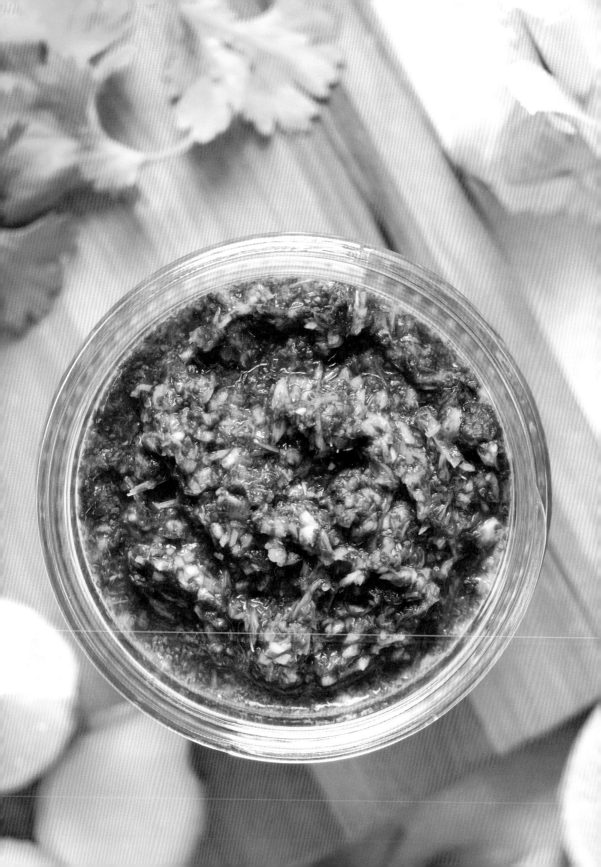

36

萊姆漬花椰菜

2-4 人份

　　將這份鬆脆多汁的萊姆漬花椰菜舀入蘿蔓萵苣葉中，讓人一口接一口。有點辣、有點鹹，還有一絲甜味，這道生菜完美融合的風味和口感，令人非常滿意。

1 顆白花椰菜，切丁（約 4 杯）

2 杯切碎番茄

半杯切碎紅洋蔥

1 杯香菜葉，切碎

半顆紅墨西哥胡椒，去籽切丁

半杯鮮榨萊姆汁

2 茶匙生蜂蜜

1 茶匙大西洋紅藻片

1 到 2 顆蘿蔓萵苣，將葉分開

1 將花椰菜、番茄、紅洋蔥、香菜葉、墨西哥胡椒、萊姆汁、生蜂蜜和大西洋紅藻片放入大碗中，攪拌至混合均勻；然後蓋上蓋子放入冰箱冷藏 1 到 2 小時。

2 上菜時搭配蘿蔓萵苣一起食用。

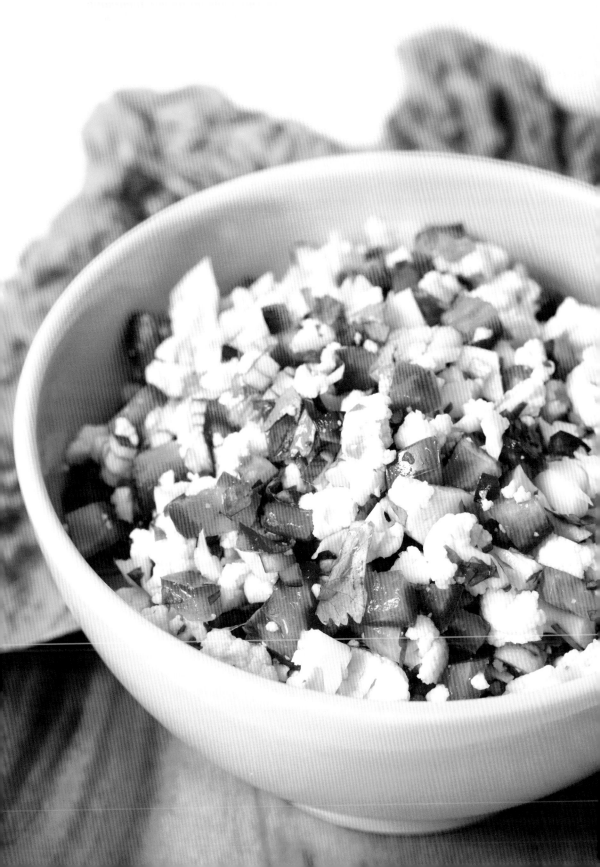

37 希臘沙拉

　　這份色彩繽紛的沙拉在視覺和味蕾上都是一大享受。它既美麗又美味芬芳，與橄欖和酪梨一起享用，即可有更多的餡料選擇，或者在不加酪梨和橄欖的情況下，仍然會是一份讓人飽足的無脂餐點。

3 湯匙鮮榨檸檬汁

1 湯匙生蜂蜜

1 片蒜瓣，磨成泥

1 杯半小黃瓜丁

1 杯橙色小番茄，對半切

1 杯紅色小番茄，對半切

¾ 杯酪梨丁（自選）

半杯紅甜椒丁

半杯黃甜椒丁

半杯紅洋蔥切成薄片

半杯生去核 botija 橄欖（自選）

2 湯匙新鮮奧勒岡葉或 2 茶匙乾燥奧勒岡葉

2 湯匙新鮮百里香葉或 2 茶匙乾燥百里香葉

1 將檸檬汁、生蜂蜜和大蒜放入大碗中，攪拌直至完全混合。

2 將小黃瓜、小番茄、酪梨（如果有）、甜椒、洋蔥、botija 橄欖（如果有）、奧勒岡葉和百里香葉放入碗中，攪拌均勻，即可享用。

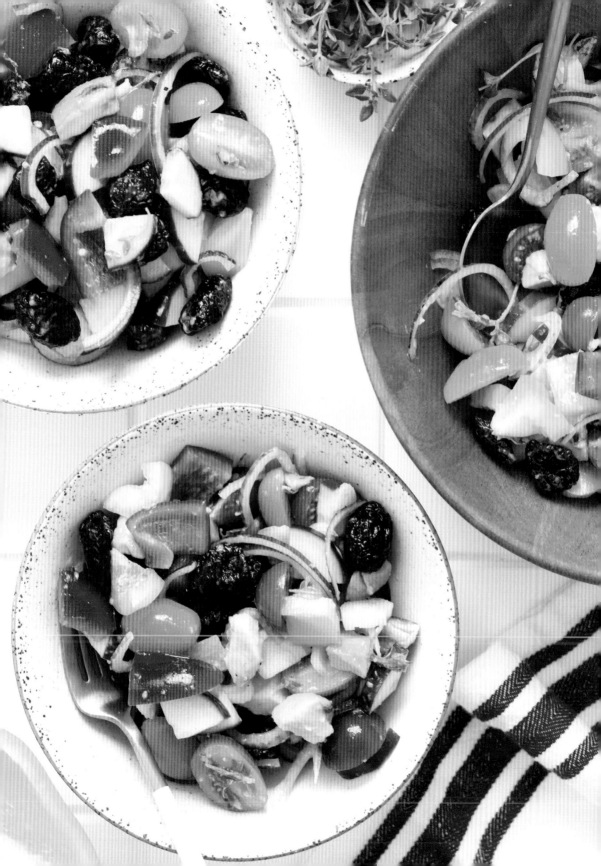

38

芝麻小黃瓜麵

2 人份

新鮮、清淡、美味的芝麻黃瓜麵，讓人一吃就有好心情。小黃瓜可以提供深層細胞水分，而醬汁和芝麻則為這份簡單的食譜帶來美味和一絲堅果風味。

3 根中型小黃瓜，削成螺旋麵條狀

2 根中型胡蘿蔔，切絲或削成螺旋麵條狀

¼ 杯香菜葉，切碎

醬汁

1 湯匙芝麻

3 湯匙鮮榨檸檬或萊姆汁

2 湯匙生蜂蜜

1 茶匙磨碎生薑或半茶匙生薑粉

1 片蒜瓣，磨成泥

¼ 茶匙卡宴辣椒或紅辣椒片（自選）

1 將所有調味料加入大碗攪拌，直至混合均勻。

2 將小黃瓜、胡蘿蔔和香菜放入碗中，攪拌均勻與醬汁融合。

3 將小黃瓜麵分裝 2 碗，立即食用。

補充說明

- 英國小黃瓜是製作小黃瓜麵條不錯的選擇，因為它們的種子很小，但任何種類的小黃瓜都可以。

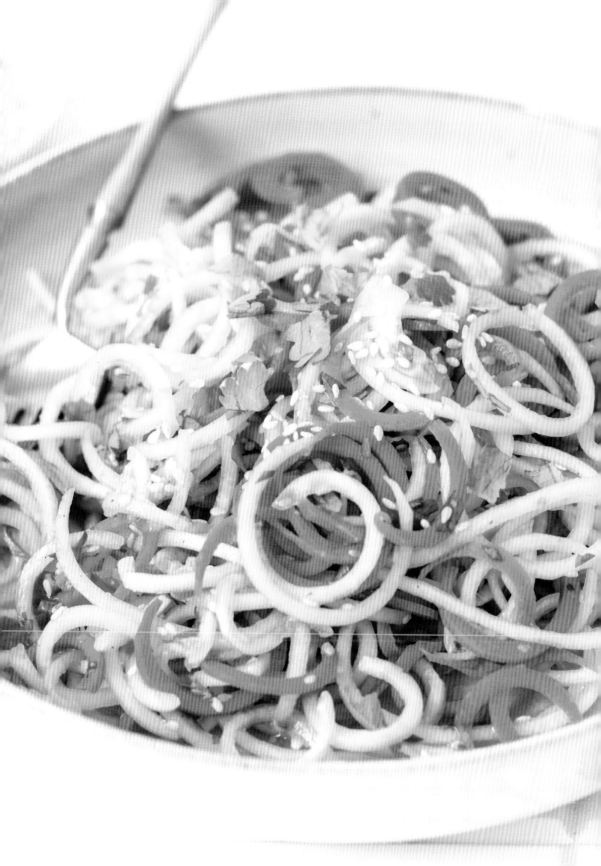

39

療癒高湯

3-4 人份

療癒高湯是一種富含礦物質，效果強大的湯品，它將營養豐富的蔬菜、草藥和香料的精華，以一種易於人體消化、吸收和利用的方式供給身體。你會發現這份食譜既營養又滋補，食譜中簡單的成分可為身體和靈魂帶來巨大療效。

4 根胡蘿蔔切碎或 1 顆地瓜切丁

2 根芹菜莖，大致切碎

2 顆洋蔥，切片

1 杯切碎歐芹

1 杯香菇，新鮮或乾燥（自選）*

2 顆番茄，切碎（自選）

1 顆中等大蒜（大約 8 瓣），切碎

1 英吋生薑，切成薄片、切碎或磨碎

1 英吋新鮮薑黃片，切成薄片、切碎或磨碎

8 杯水

1 根成熟辣椒或半茶匙紅辣椒片，或根據個人喜好適量（自選）

將所有的配料放入大鍋慢慢煮沸後轉小火，再燜煮 1 小時左右。飲用前先過濾。

* 如果使用新鮮香菇，先用溫水至熱水澈底洗淨香菇，不要使用黏稠或腐爛的香菇，這是氧化和老化的跡象。

補充說明

- 替代方案：你可以將高湯與蔬菜和香草混合製成濃湯，或者將所有配料留在高湯中，當作燉菜湯享用。

- 為方便起見，你可以提前製作一些療癒高湯，並將其冷凍（可倒入冰塊盒中方便解凍）以備不時之需。

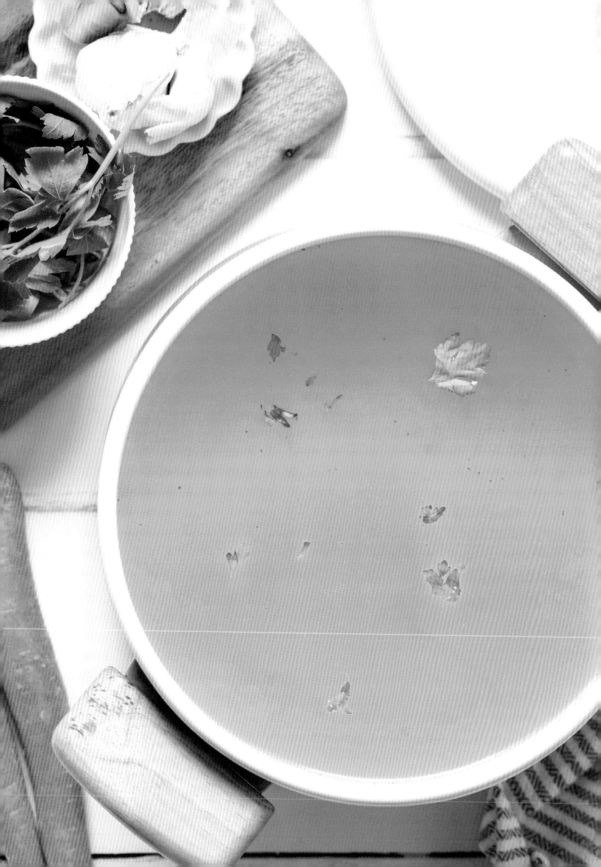

40

烤番茄湯佐馬鈴薯丁

2 份

香濃的烤番茄湯配上酥脆的馬鈴薯丁……誰能不愛呢？一邊享用這道湯，一邊享用大份沙拉，這樣就是一份療癒且令人飽足的午餐或晚餐。

番茄湯

大約 1350 公克李子或羅馬番茄，對半切

8 瓣大蒜，去皮

半杯切碎的青蔥

1 茶匙乾燥奧勒岡葉

1 茶匙紅辣椒片

半湯匙生蜂蜜

1 杯半滋補高湯（食譜參考第 84 頁）或水

1 杯羅勒葉，外加上桌前裝飾之用

馬鈴薯丁

3 到 4 顆中等馬鈴薯，切成 1 英吋的立方體

1 茶匙洋蔥粉

半茶匙大蒜粉

半茶匙辣椒粉

1. 烤箱預熱至 200℃。在大烤盤上鋪上烘焙紙，將對切的番茄、蒜瓣和青蔥放在烤盤上。烘烤 40 到 50 分鐘，直到表面變成褐色。

2. 製作馬鈴薯丁：你可以使用生馬鈴薯或蒸馬鈴薯。蒸過的馬鈴薯烘烤後會更酥脆，但這兩種方法都很好。在另一個烤盤上鋪上烘焙紙，將馬鈴薯丁（生或蒸熟）、洋蔥粉、大蒜粉和辣椒粉放入大碗中混合均勻。將馬鈴薯丁平鋪放在烤盤上，烘烤 20 到 30 分鐘（取決於你的烤箱以及你使用的是生或蒸馬鈴薯），直到變成褐色和酥脆，烤好後取出靜置一旁。

3. 一旦番茄烤好後，靜置冷卻 10 分鐘，然後與乾燥奧勒岡、紅辣椒片、生蜂蜜和療癒高湯或水一起放入食品處理機或高速調理機中，攪拌至光滑狀，最後加入羅勒葉再攪拌一下。

4. 將湯分裝至碗中，上面放上馬鈴薯丁。即可享用。

補充說明

- 尋找只含有番茄而不含其他成分（如鹽或檸檬酸）的番茄醬。

- 當你在療癒高湯和水之間選擇時，請記住，高湯的味道更濃郁。不要購買市售的蔬菜高湯塊，因為很難找到不含油、鹽、天然香料和／或其他添加劑的種類。為方便起見，你可以提前製作一些療癒高湯冷凍備用（倒入冰塊盒，方便日後解凍），以備不時之需，就像這份食譜一樣。

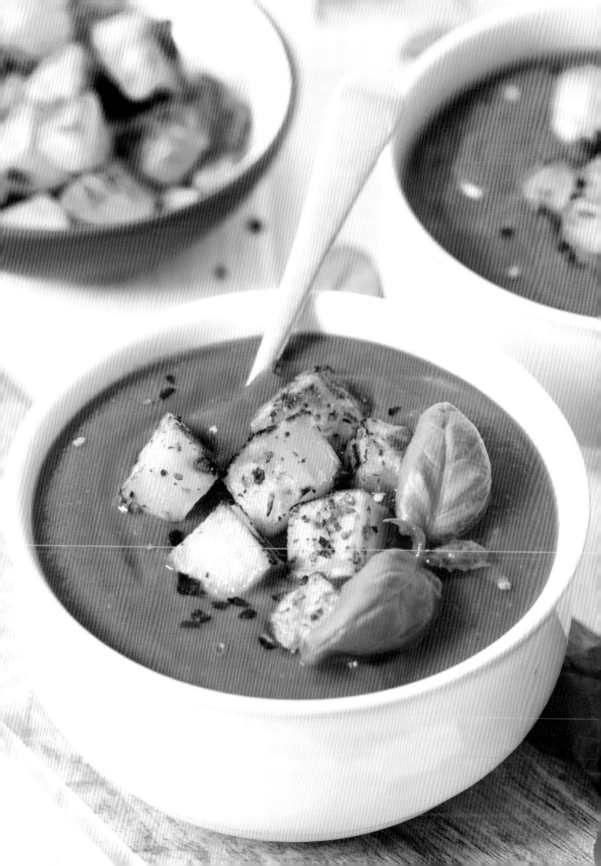

41

心靈蔬菜濃湯

3 人份

這是一份最能撫慰人心的湯品！當你的靈魂需要喘口氣時，這款濃郁溫暖的湯品是一個不錯的選擇。這份食譜有兩種變化版：一種是更奢侈、更豐富的椰奶或杏仁奶版。另一種是無脂肪版，它的濃厚口感來自馬鈴薯基底。

湯品

1 杯半胡蘿蔔片

1 杯黃洋蔥，切碎

1 杯芹菜，切碎

6 瓣大蒜，切碎

3 杯馬鈴薯丁

1 湯匙洋蔥粉

1 茶匙大蒜粉

1 茶匙辣椒粉

1 茶匙大西洋紅藻片

1 湯匙半新鮮百里香或 1 茶匙半乾燥百里香

半湯匙切碎的新鮮迷迭香或半茶匙乾燥迷迭香

1 片月桂葉（自選）

4 至 6 杯療癒高湯（食譜第 84 頁）或水

1 杯新鮮或冷凍豌豆

2 湯匙鮮榨檸檬汁

2 至 3 湯匙切碎的細香蔥，上菜前使用

湯底選項 #1

1 杯半無糖椰奶或杏仁奶

¼ 杯葛根粉或馬鈴薯澱粉

半茶匙海鹽（自選）

湯底選項 #2

3 杯馬鈴薯丁

半茶匙海鹽（自選）

1. 將大陶瓷不沾鍋以中火加熱，放入胡蘿蔔、洋蔥和芹菜，煮 5 到 7 分鐘，直到洋蔥變軟。如果配料開始沾鍋，這時請適量加水。

2. 加入切碎的蒜瓣，繼續煮 1 到 2 分鐘後，加入馬鈴薯、洋蔥粉、大蒜粉、辣椒粉、大西洋紅藻片、百里香、迷迭香、月桂葉（如果有）和 6 杯療癒高湯或水（如果製作湯底選項 #1）或 4 杯療癒高湯或水（如果製作湯底選項 #2）。以小火煮 15 到 20 分鐘，不需蓋上蓋子，直到馬鈴薯和洋蔥變軟。

3. 如果你選擇做湯底選項 #1，將椰奶或杏仁奶和葛根粉攪拌均勻。將豌豆加入湯中，然後加入湯底，攪拌均勻，加入自選的海鹽（如果有）。用文火煮 1 到 2 分鐘，直到濃汁變稠。最後加入檸檬汁後關火。

4. 如果你選擇做湯底 #2（脫脂馬鈴薯選項），先將馬鈴薯丁蒸軟，接著放入調理機中。將湯品中的湯舀出一半，放入調理機中攪拌至光滑狀；然後再將混合物倒回鍋中，加入豌豆、檸檬汁和海鹽（如果有），用文火加熱，直到豌豆熱透。

5. 將湯分裝成 3 碗，上面灑上細香蔥，即可食用。

補充說明

- 當你在療癒高湯和水之間選擇時，請記住，高湯的味道更濃郁。不要購買市售的蔬菜高湯塊，因為很難找到不含油、鹽、天然香料和／或其他添加劑的種類。為方便起見，你可以提前製作一些療癒高湯冷凍備用（倒入冰塊盒，方便日後解凍），以備不時之需，就像這份食譜一樣。

- 雖然高品質海鹽或岩鹽是田園風味醬中自選的配料，但無鹽配方療癒效果更好。隨著時間推移，你可能會想減少或排除鹽分的攝取。

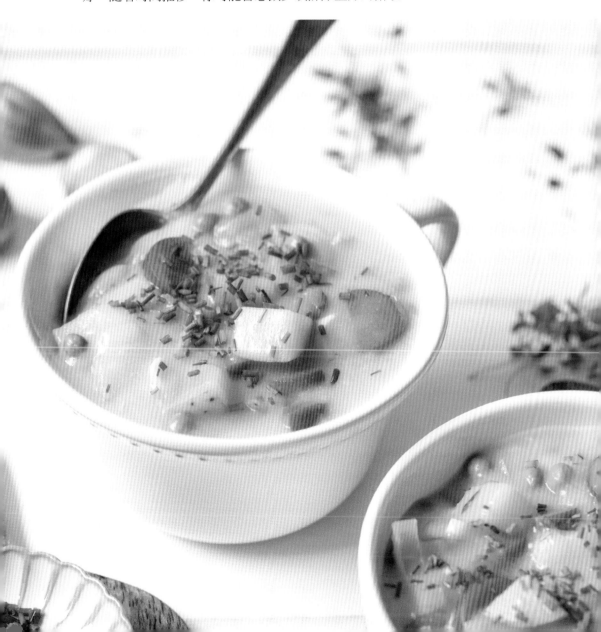

42

鷹嘴豆餃子湯

2 人份

這份由鷹嘴豆餃子、嫩蔬菜和香草搭配富含重要礦物質和維生素的美味高湯，如果你從小到大吃過各種餃子湯，那麼這份食譜很可能會成為你的新寵兒。

湯品

1 杯洋蔥丁

1 杯胡蘿蔔丁

1 杯芹菜丁

8 杯療癒高湯（食譜第 84 頁）或水

半湯匙洋蔥粉

1 茶匙大蒜粉

半茶匙薑黃粉

1 茶匙乾燥奧勒岡

¼ 至半茶匙海鹽（自選）

¼ 杯切碎的新鮮歐芹，上桌前使用

餃子

1 杯鷹嘴豆粉

¼ 茶匙無鋁小泡打粉

半茶匙辣椒粉

2 湯匙切碎的歐芹

⅓ 杯水

1 將大陶瓷不沾鍋以中火加熱。放入洋蔥、胡蘿蔔和芹菜，煮 5 到 7 分鐘，直到洋蔥變軟。如果配料開始黏鍋，這時請適量加水。

2 加入療癒高湯或水、洋蔥粉、大蒜粉、薑黃、乾奧勒岡和自選海鹽（如果有）。並將湯底以文火煮 13 至 18 分鐘。

3 在燉湯的同時，製作餃子麵糊。把所有材料拌在一起，一次加一點水攪拌，直到拌成一個大麵團。將麵糊做成小球（它們會在湯裡膨脹）。湯底煮 13 至 18 分鐘後，輕輕將餃子球放入湯中。再煮 8 到 12 分鐘，直到插入餃子中間的牙籤取出不沾黏即可。

4 將湯舀入碗中，並將新鮮的歐芹撒在上面，即可食用。這種湯品最好在製作當天食用。

補充說明

- 雖然高品質海鹽或岩鹽是田園風味醬中自選的配料，但無鹽配方療癒效果更好。隨著時間推移，你可能會想減少或排除鹽分的攝取。

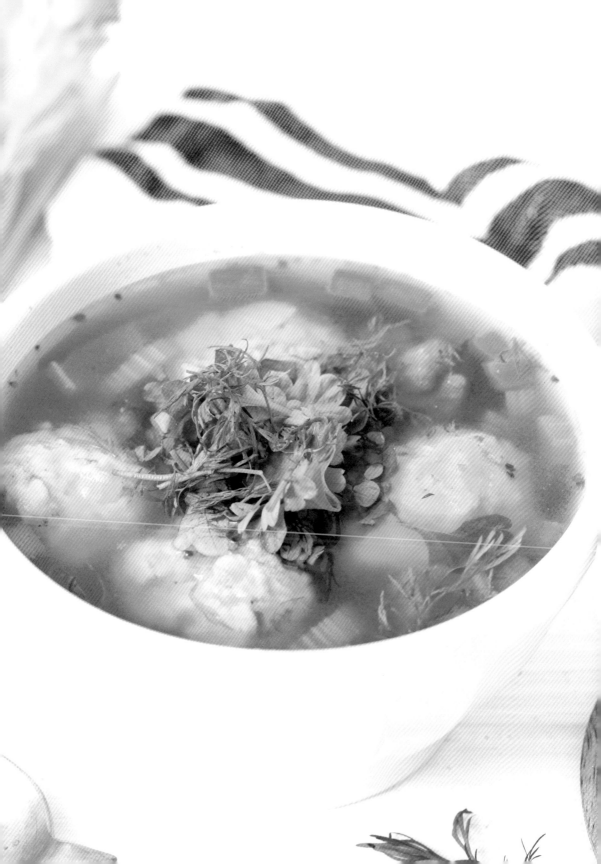

43

地瓜濃湯

2 人份

　　這份濃郁美味的湯品，每一口都吃得出奇妙的風味組合。與沙拉一起享用，不僅得以讓人飽足，更是療癒人心。

6 至 7 杯去皮地瓜丁（約 900 公克）

2¼ 杯熱療癒高湯（食譜第 84 頁）或水

1 湯匙新鮮成熟辣椒，切碎

2 瓣大蒜

1 湯匙半洋蔥粉

1 茶匙辣椒粉

¼ 至半茶匙卡宴辣椒

半茶匙乾燥奧勒岡

2 湯匙鮮榨萊姆汁

1 湯匙番茄醬

¼ 杯香菜葉，切碎，上菜前使用

¼ 杯青蔥，切碎，上菜前使用

1 把地瓜放在裝有一鍋沸水的蒸籠中，蓋上蓋子蒸 15 到 18 分鐘直到變軟。取出並冷卻 5 分鐘。

2 將蒸好的地瓜與溫熱療癒高湯或水、新鮮辣椒、大蒜、洋蔥粉、辣椒粉、卡宴辣椒、奧勒岡、萊姆汁和番茄醬一起放入高速調理機中，攪拌至呈光滑狀，攪拌大約 2 至 3 分鐘。

3 最後分裝在湯碗中，用香菜和青蔥裝飾，立即享用。

補充說明

- 尋找只含有番茄而不含其他成分（如鹽或檸檬酸）的番茄醬。

- 當你在療癒高湯和水之間選擇時，請記住，高湯的味道更濃郁。不要購買市售的蔬菜高湯塊，因為很難找到不含油、鹽、天然香料和／或其他添加劑的種類。為方便起見，你可以提前製作一些療癒高湯冷凍備用（倒入冰塊盒，方便日後解凍），以備不時之需，就像這份食譜一樣。

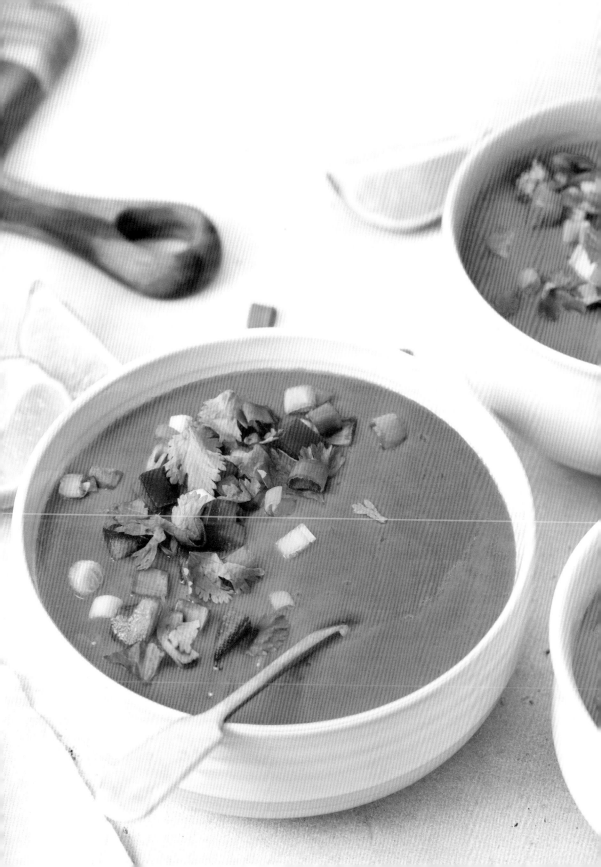

44

櫛瓜千層麵湯

2 人份

美味的番茄和香草湯，配上櫛瓜絲帶、馬鈴薯塊，上面放著蘑菇「肉末」，這道食譜同時可享受香氣撲鼻的濃湯與烤千層麵的美味。午餐或晚餐來一碗，或搭配一份沙拉食譜和／或迷迭香馬鈴薯餅（食譜見第 120 頁），是一份讓人飽足豐盛的餐點。

湯品

1 杯洋蔥丁

6 瓣大蒜，切碎

2 湯匙番茄醬

5 杯療癒高湯（食譜見第 84 頁）或水

3 杯碎番茄或 4 杯切丁的新鮮番茄

半杯曬乾番茄（無油和無鹽）

1 湯匙乾燥奧勒岡

2 茶匙乾燥羅勒

半茶匙紅辣椒片

1 個中型櫛瓜，用蔬菜削皮器切成絲帶

半杯新鮮羅勒葉，上菜前使用

馬鈴薯泥

2 杯馬鈴薯，切成小塊狀

2 湯匙洋蔥粉

2 茶匙大蒜粉

碎蘑菇

4 杯蘑菇丁 *

半茶匙大蒜粉

半茶匙洋蔥粉

半茶匙辣椒粉

2 湯匙番茄醬

1 湯匙鮮榨檸檬汁

1 將陶瓷不沾鍋以中高溫加熱。加入少許水，然後放入洋蔥，煮 3 到 5 分鐘直到變軟後，加入大蒜和番茄醬，再煮 2 到 3 分鐘，直到番茄醬開始焦糖化，顏色變深。

2 加入療癒高湯或水、壓碎和曬乾的番茄、乾燥奧勒岡、乾燥羅勒和紅辣椒片。用文火煮 20 到 30 分鐘，不蓋蓋子。

3 在煮湯的同時，將蒸籠放在中型鍋上，加入大約 3 英吋的水，放上馬鈴薯，蓋上蓋子蒸大約 15 到 20 分鐘直到變軟後，取出馬鈴薯，與洋蔥粉和大蒜粉一起放入調理機或食品處理機中，攪拌至光滑狀，並根據需要將內鍋表面刮乾淨，靜置備用。

4 製作碎蘑菇：將陶瓷不沾鍋以中高溫加熱，放入切好的蘑菇，煮 5 到 8 分鐘直到變軟。加入大蒜粉、洋蔥粉、辣椒粉、番茄醬和檸檬汁，再煮 1 到 2 分鐘，待所有液體蒸發，蘑菇變成褐色。

5 將櫛瓜絲帶加入湯中，繼續煮 3 到 5 分鐘直到變軟。

6 把湯分裝在 2 個碗裡，放上馬鈴薯泥、碎蘑菇和新鮮羅勒，即可享用。

* 用溫水至熱水徹底洗淨蘑菇。不要使用黏稠或腐爛的蘑菇，這是氧化和老化的跡象。

補充說明

- 尋找只含有番茄而不含其他成分（如鹽或檸檬酸）的番茄醬。

- 當你在療癒高湯和水之間選擇時，請記住，高湯的味道更濃郁。不要購買市售的蔬菜高湯塊，因為很難找到不含油、鹽、天然香料和／或其他添加劑的種類。為方便起見，你可以提前製作一些療癒高湯冷凍備用（倒入冰塊盒，方便日後解凍），以備不時之需，就像這份食譜一樣。

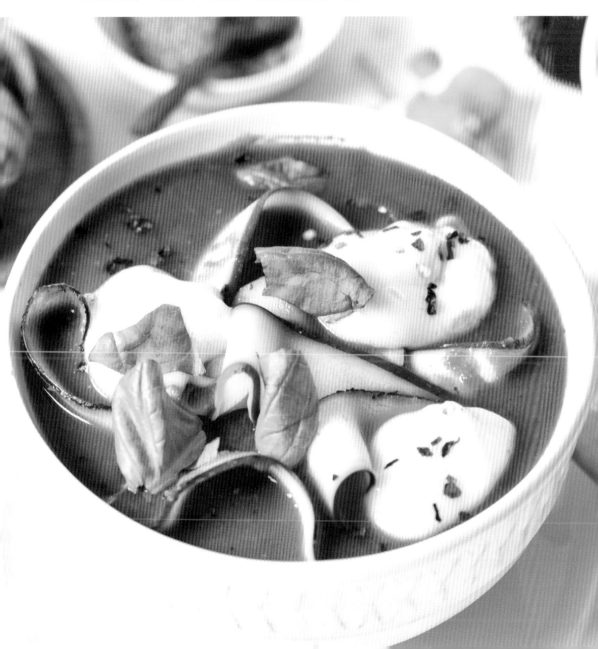

45

咖哩馬鈴薯印度餃

8-10 份

這些無油無穀物的印度餃是用馬鈴薯製成，內餡是咖哩豌豆和馬鈴薯或花椰菜餡，是一種很棒的點心或手抓食物，或者搭配湯品或沙拉即可成為主餐。

450 公克馬鈴薯，去皮切碎

¾ 至 1 杯馬鈴薯澱粉

內餡

¼ 杯洋蔥，切碎

1 茶匙生薑，切碎

半茶匙咖哩粉

半茶匙大蒜粉

¼ 茶匙紅辣椒片或卡宴辣椒

¾ 杯切碎的馬鈴薯或花椰菜

1 杯療癒高湯（食譜見第 84 頁）或水

¼ 杯新鮮或冷凍豌豆

1 湯匙新鮮香菜，切碎

1 茶匙鮮榨檸檬汁

1 將蒸籠放在中型鍋上，加入大約 3 英吋的水，放上馬鈴薯，蓋上蓋子蒸大約 20 至 25 分鐘直到變軟後，將馬鈴薯倒入大碗，搗碎成泥。加入馬鈴薯澱粉並揉捏，直到變成不沾黏的軟麵團。如有必要，可加入更多澱粉。

2 在蒸馬鈴薯的同時，把陶瓷不沾鍋以中高溫加熱，製作內餡。放入洋蔥，煮 3 到 5 分鐘直到變軟後，加入生薑、咖哩粉、大蒜粉、紅辣椒片、馬鈴薯或花椰菜，以及療癒高湯或水，攪拌均勻；然後蓋上蓋子燉煮 10 到 15 分鐘，直到馬鈴薯或花椰菜變軟；加入豌豆、香菜和檸檬汁，再煮 2 到 3 分鐘，使豌豆呈鮮綠色，高湯或水完全蒸發，關火備用。

3 烤箱預熱至 200℃，烤盤上鋪上一層烘焙紙。

4 在工作檯面上大量灑上一層馬鈴薯澱粉，把麵團分成兩半。一次處理一塊麵團，將麵團擀成一個大約 0.5 公分厚，直徑為 20 公分的圓形麵皮。

5 將每個麵皮切成 ¼，總共做 8 個楔形麵皮。在每個麵皮中心放一湯匙餡料。將兩個底角拉起形成一個接縫，然後將第三個角拉起，輕輕捏合。捏合好的咖哩餃放到烤盤上，繼續完成其他的咖哩餃。

6 將咖哩餃放入烤箱烘烤 25 至 30 分鐘，直到表面變成褐色。食用前先靜置冷卻 5 分鐘。

補充說明

- 所有類型的馬鈴薯都適用這份食譜，不過風味最佳的是育空黃金馬鈴薯。

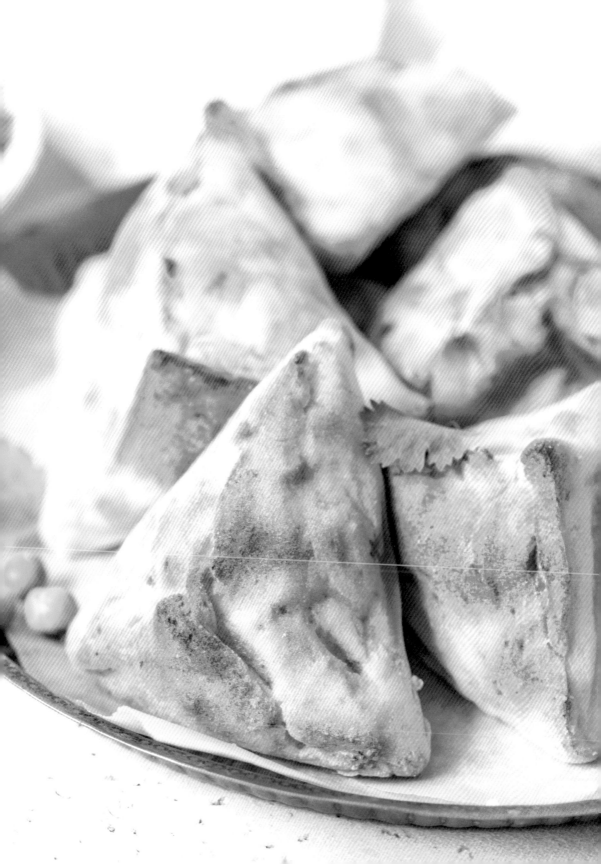

46

辣味南瓜湯

這份香濃南瓜湯是用多種暖身香料製成，最後加入新鮮香草和萊姆汁，是適合涼爽之夜的晚餐，或者當你只想喝一碗溫和滋補湯品時最佳的選擇。你可以為全家多做一些，或者留一些當作第二天的午餐或晚餐。

半杯洋蔥丁

4 瓣大蒜

1 湯匙半生薑切碎

1 湯匙紅辣椒切碎

1 茶匙孜然粉

1 茶匙香菜粉

¼ 至半茶匙卡宴辣椒

6 杯去皮去籽胡桃南瓜

2 杯療癒高湯（食譜見第 84 頁）或水

1 湯匙鮮榨萊姆汁

¼ 杯歐芹或香菜葉，上菜前使用

1. 將陶瓷不沾湯鍋以中高溫加熱，放入洋蔥、大蒜、生薑和辣椒，煮 3 到 5 分鐘，或直到洋蔥變軟。如果需要，可加一點水預防沾鍋。

2. 加入香料和南瓜，再煮 1 到 2 分鐘，直到香料散發出香味。

3. 加入療癒高湯，蓋上蓋子燉 20 到 30 分鐘，直到南瓜變軟後加入萊姆汁，用手持調理機攪拌至呈光滑狀。或者，你可以倒入杯式調理機中攪拌（如果需要，可以分次進行）。

4. 將湯分裝成 2 或 3 碗，上面撒上歐芹或香菜，即可享用。

補充說明

- 當你在療癒高湯和水之間選擇時，請記住，高湯的味道更濃郁。不要購買市售的蔬菜高湯塊，因為很難找到不含油、鹽、天然香料和／或其他添加劑的種類。為方便起見，你可以提前製作一些療癒高湯冷凍備用（倒入冰塊盒，方便日後解凍），以備不時之需，就像這份食譜一樣。

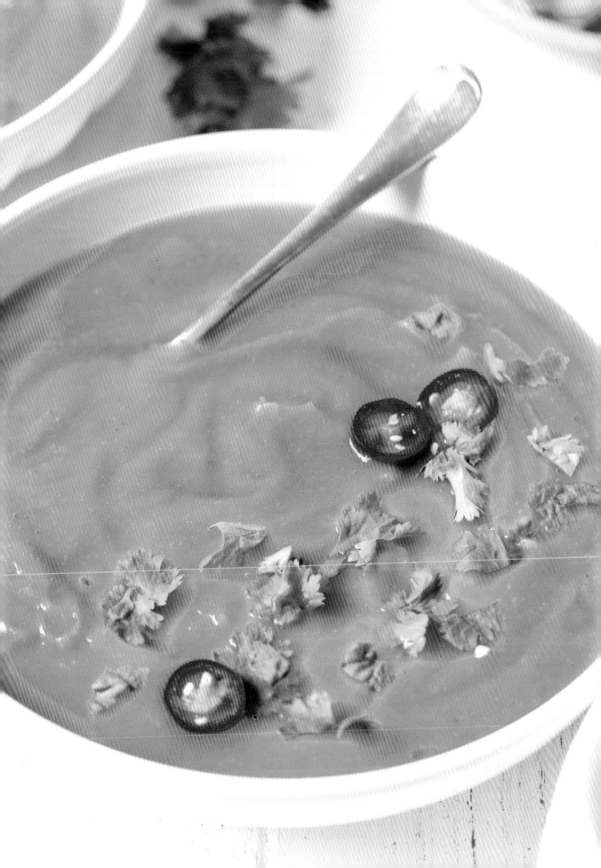

47

中東茄子泥

這份用烤茄子製成的濃郁沾醬是中東人的最愛,不過,這份食譜省略了一般會使用的油和大量芝麻醬,以便為你帶來真正療癒的沾醬選擇。你可以搭配最喜歡的生菜,如芹菜條、胡蘿蔔條、黃瓜片、萵苣葉或蘆筍,或搭配迷迭香馬鈴薯餅(食譜見第 120 頁)。

2 根中型茄子,對切

2 瓣大蒜,切碎

1 湯匙芝麻醬(自選)

1 顆檸檬皮

¼ 杯鮮榨檸檬汁

半顆去核椰棗

¼ 茶匙海鹽(自選)

¼ 杯新鮮歐芹葉,切碎

¼ 杯新鮮薄荷葉,切碎,
上菜前使用

¼ 杯石榴籽,上菜前使用

1 烤箱預熱至 200℃,在烤盤上鋪一層烘焙紙。

2 將對切的茄子放在烤盤上,表皮朝上;烘烤 40 到 45 分鐘,或直至變軟。之後,從烤箱中取出茄子靜置冷卻。

3 待茄子冷卻後,去表皮放入食品處理機。加入大蒜、芝麻醬(如果有)、檸檬皮、檸檬汁、椰棗和自選海鹽(如果有)。攪拌至呈光滑狀但仍帶有口感後,加入歐芹和薄荷,稍微攪拌直到混合均勻。

4 把沾醬放入碗中,上面灑上石榴籽和一點碎薄荷,立即享用或冷藏備用。

補充說明

- 芝麻醬讓這份茄子泥更加濃稠和豐富;然而,如果你想降低脂肪攝取量,你可以省略芝麻醬,這樣依然很美味。

- 雖然高品質海鹽或岩鹽是田園風味醬中自選的配料,但無鹽配方療癒效果更好。隨著時間推移,你可能會想減少或排除鹽分的攝取。

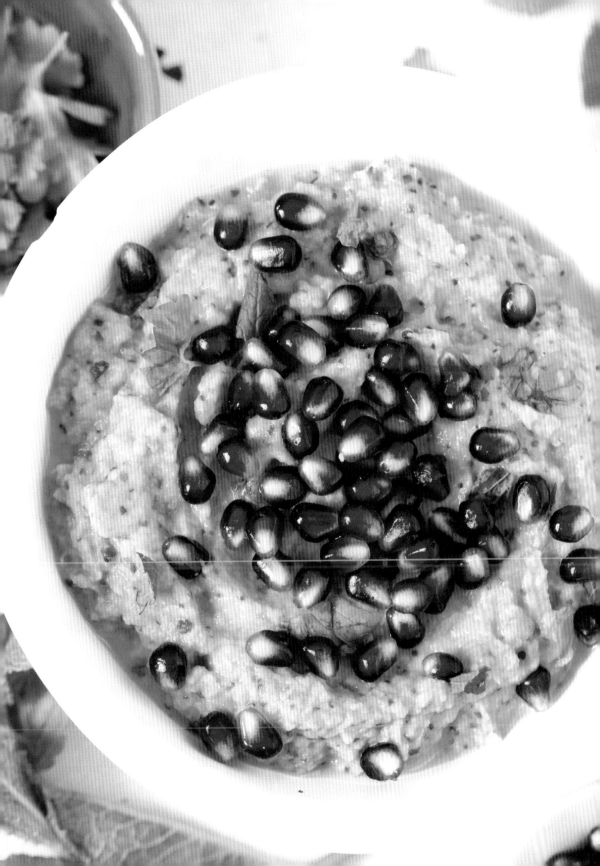

48

花椰菜和南瓜總匯

2 人份

　　這份佛系風格的食譜提供給你各種風味和配料,讓你一次享用。雖然這份食譜分為幾個不同部分,但每個部分都很容易準備,成品就是一頓非常美味的餐點,與簡單的綠葉蔬菜沙拉更是完美的搭配。

花椰菜飯
半顆中型白花椰菜,切成小株

南瓜
3 杯去皮或帶皮南瓜,切丁
半茶匙孜然粉
半茶匙香菜粉
半茶匙肉桂
2 湯匙新鮮香菜,切碎
1 茶匙鮮榨檸檬或萊姆汁
半茶匙生蜂蜜

櫛瓜
3 杯櫛瓜,切丁
1 湯匙新鮮歐芹,切碎
1 湯匙新鮮羅勒,切碎
半茶匙大蒜粉
半茶匙洋蔥粉
1 茶匙鮮榨檸檬汁或萊姆汁

花椰菜小花
3 杯花椰菜小花
半茶匙辣椒粉
半茶匙大蒜粉
¼ 茶匙薑黃粉

2 湯匙新鮮香菜,切碎
1 茶匙鮮榨檸檬或萊姆汁

洋蔥或大蒜
1 杯洋蔥丁
4 瓣大蒜,切碎
1 茶匙孜然粉
半茶匙薑黃粉
半茶匙紅辣椒片
1 湯匙鮮榨檸檬或萊姆汁

1　製作花椰菜飯:請將花椰菜小花放入食品處理機。以瞬間轉速攪拌幾次,直到花椰菜像米飯一樣的質地。將大陶瓷不沾鍋以中高溫加熱,放入花椰菜飯不時攪拌,大約煮 5 到 7 分鐘,或直到變軟後關火,靜置一旁備用。

2　製作南瓜:將蒸籠放在中型鍋上,加入大約 3 英吋的水,放上南瓜,蓋上蓋子蒸大約 10 到 15 分鐘直到變軟後,取出南瓜放入碗中,加入孜然、香菜、肉桂、檸檬或萊姆汁和生蜂蜜,輕輕攪拌直至均勻,靜置一旁。

3　製作櫛瓜:將蒸籠放在中型鍋上,加入大約 3 英吋的水,放上櫛瓜,蓋上蓋子蒸大約 3 到 5 分鐘直到變軟後,取出櫛瓜放入碗中,加入歐芹、羅勒、大蒜粉、洋蔥粉和檸檬汁或萊姆汁,輕輕攪拌直至均勻,靜置一旁。

4　製作花椰菜:將蒸籠放在中型鍋上,加入大約 3 英吋的水,放上花椰菜,蓋上蓋子蒸大約 4 到 6 分鐘直到變軟後,取出花椰菜放入碗中,加入辣椒粉、大蒜

粉、薑黃、香菜、檸檬汁或萊姆汁。輕輕攪拌直至均勻，靜置一旁。

5 製作洋蔥和大蒜：將中型陶瓷不沾鍋以中高溫加熱，放入洋蔥，煮 3 到 5 分鐘，或直到變軟。加入大蒜、孜然、薑黃、紅辣椒片和檸檬或萊姆汁，再煮 1 到 2 分鐘，直到大蒜變軟，香料香氣出來後關火。

6 食用時，將花椰菜飯分裝 2 個碗，上面放上南瓜、櫛瓜、花椰菜、洋蔥和大蒜，即可享用。

補充說明

- 如果你想在多餐或多日享用此食譜，你可以自己將食譜分量加倍，這樣你就可以獲得更多蔬菜中的營養素，在吃之前只要簡單重新加熱即可。

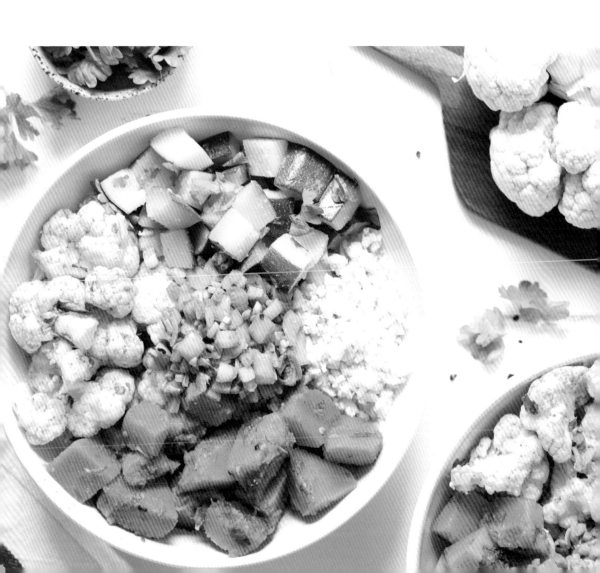

49

馬鈴薯生菜三明治

當你在找新鮮而簡單的選項時，這份萵苣三明治正是你的首選。使用馬鈴薯片、新鮮番茄、洋蔥、黃瓜和櫻桃蘿蔔，層層疊在萵苣葉上，最後再加上芥末和／或番茄醬。

馬鈴薯片

2 到 3 顆中型馬鈴薯

2 茶匙大蒜粉

2 茶匙洋蔥粉

2 茶匙辣椒粉

2 茶匙乾燥奧勒岡或羅勒

半茶匙辣椒粉

上菜前

8 到 12 片綠葉或紅葉萵苣葉

2 至 3 湯匙馬鈴薯芥末（自選）

2 至 3 湯匙番茄醬（自選）

半杯番茄，切成薄片

⅓ 杯洋蔥，切成薄片

半杯黃瓜，切成薄片（自選）

半杯櫻桃蘿蔔，切成薄片（自選）

半杯豆芽或綠菜苗（自選）

馬鈴薯芥末（自選）

半杯去皮蒸馬鈴薯丁

2 茶匙芥末粉

半瓣大蒜，切碎

⅛ 茶匙薑黃粉

3 湯匙檸檬汁

2 湯匙半生蜂蜜

1 湯匙水

番茄醬（自選）

3 盎司番茄醬

¼ 茶匙洋蔥粉

¼ 茶匙大蒜粉

¼ 茶匙乾燥奧勒岡

¼ 茶匙卡宴辣椒（自選）

3 湯匙蘋果汁

1 湯匙鮮榨檸檬汁

1 茶匙生蜂蜜

1　將蒸籠放在中型鍋上，加入大約 3 英吋的水，放上整顆馬鈴薯，蓋上蓋子蒸大約 40 到 50 分鐘直到變軟後，取出馬鈴薯待涼。

2　將馬鈴薯縱向切成薄片，放在砧板或盤子上排成一層，撒上大量香料和香草。

3　製作自選的馬鈴薯芥末醬：將芥末配料放入調理機中攪拌至光滑狀，立即享用，或冷藏備用。

4　製作自選的番茄醬：將番茄醬配料放入小碗混合，攪拌均勻呈光滑狀，立即享用，或冷藏備用。

5　組合三明治：將 2 到 3 片萵苣葉疊在一起，形成堅固的基底。添加一些馬鈴薯片、番茄醬和／或芥末（如果有）、番茄、洋蔥和黃瓜、櫻桃蘿蔔和／或豆芽或綠菜苗（如果有），之後在上層放上 2 到 3 片萵苣葉，重複以上步驟完成三明治，即可享用。

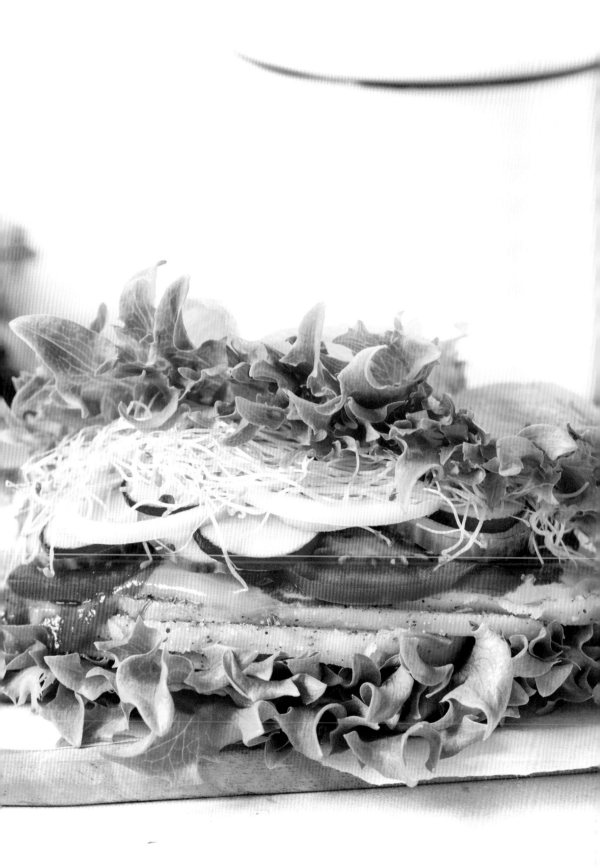

50

地瓜海苔捲

1-2 人份

這份地瓜海苔捲本身味道就很棒，或者如果你喜歡，你可以搭配本書食譜中任何的醬料，例如馬鈴薯芥末醬（食譜第 104 頁）、中東茄子泥（食譜第 100 頁）、生香菜酸辣醬（食譜第 76 頁）或蘆筍菠菜醬（食譜第 56 頁）。

450 公克地瓜（任何顏色）或南瓜（除了金線南瓜以外的任何品種），去皮並切成厚條狀

4 片海苔

2 至 3 湯匙鮮榨檸檬汁、萊姆汁或柳橙汁

4 杯綠葉蔬菜

1 杯紅色、黃色或橙色甜椒

1 杯黃瓜

1 杯豆芽

1 杯香菜葉

1 將蒸籠放在中型鍋上，加入大約 3 英吋的水，放上馬鈴薯條或南瓜條，蓋上蓋子蒸大約 13 到 16 分鐘直到變軟後，取出待涼。

2 將海苔有光澤的一面朝下放在砧板上，長邊朝向你。在海苔片上滴幾滴檸檬汁、萊姆汁或柳橙汁，然後用手指將汁液大致塗抹在海苔片上，使表面略微濕潤。

3 將地瓜條或南瓜條、綠葉蔬菜、備好的甜椒和黃瓜、豆芽和香菜葉放在海苔片的一端。在海苔片末端滴幾滴檸檬、萊姆或柳橙汁；然後緊緊捲起來切成兩半。重複以上步驟完成海苔捲，即可食用。

補充說明

- 雖然清蒸地瓜具有最大療效，但如果你願意，你也可以將烘烤地瓜包入紫菜捲中。

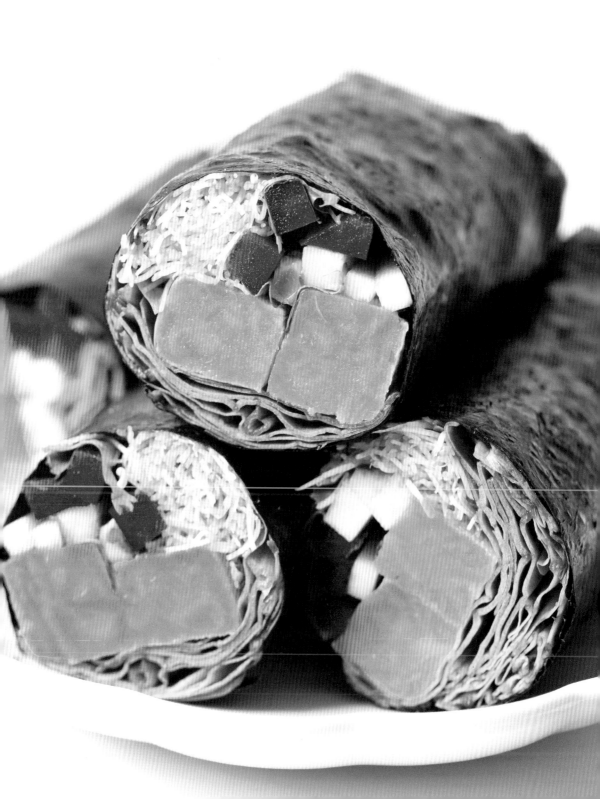

51

義大利醬櫛瓜麵

2 人份

這份櫛瓜麵不僅可以滿足你對義大利麵的渴望，同時還深具療癒效果。此外，風味絕佳和營養豐富，吃完後也不會覺得膩。

¼ 杯黃洋蔥或紅蔥，切碎

4 瓣大蒜，切成薄片

2 湯匙番茄醬

900 公克新鮮李子或小番茄，切碎，或 2 杯罐裝碎或切丁番茄

2 茶匙乾燥奧勒岡

半茶匙紅辣椒片

¼ 杯羅勒葉

2 顆櫛瓜，削成螺旋狀

1 將陶瓷不沾鍋以中高溫加熱，放入洋蔥或紅蔥拌炒，直到變軟，大約 8 到 10 分鐘。如果需要，你可以加一點水防止沾鍋。

2 加入大蒜拌炒，直到變軟，大約 5 分鐘；再加入番茄醬，煮 1 到 2 分鐘，直到醬開始焦糖化。

3 加入番茄、乾奧勒岡和紅辣椒片，並拌均勻。轉小火，蓋上蓋子慢慢燉，偶爾攪拌，直到番茄變軟，大約 30 到 40 分鐘。然後掀開蓋子，再煮 10 分鐘，直到醬汁變稠。如果使用罐裝番茄，那麼整體的烹飪時間可以減少一半。

4 將醬汁放入調理機或食品處理機中，加入羅勒葉，以瞬間轉速快轉攪拌幾次，直到醬汁變濃稠，靜置一旁。

5 將陶瓷不沾鍋以中高溫加熱，加入螺旋狀的櫛瓜。用夾子拌攪麵條，炒至有嚼勁，大約 2 到 3 分鐘。

6 將麵條分裝在兩個碗裡，淋上醬汁，加一點羅勒裝飾，立即享用。

補充說明

- 尋找只含有番茄而不含其他成分（如鹽或檸檬酸）的番茄醬。

- 當你沒有時間自製醬汁時，你可以使用不含檸檬酸、油、防腐劑、天然香料或其他沒有問題的成分的優質罐裝無脂義大利醬。

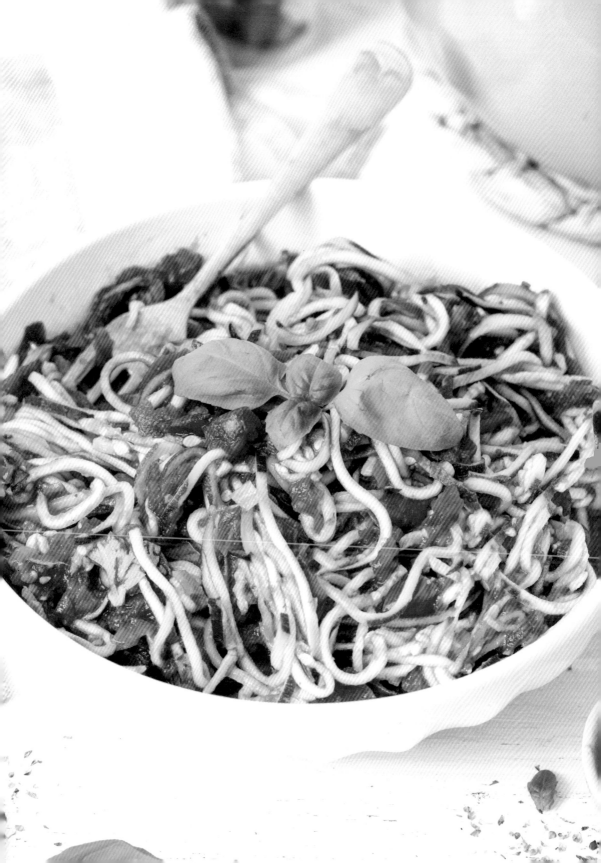

52

亞洲風馬鈴薯片

2-3 人份

這款亞洲風味的馬鈴薯片讓人耳目一新。好吃又開胃，一點辣味一點甜味，是午餐或晚餐絕佳的選擇，甚至可以當作熟食早餐享用。

半杯切碎青蔥或黃洋蔥

2 瓣大蒜，切成薄片

半茶匙成熟辣椒，切碎

1 杯半香菇或洋菇 *，切成薄片

900 公克馬鈴薯或任何種類的地瓜，切成薄片

1 杯療癒高湯（食譜第 84 頁）或水

半茶匙大西洋紅藻片

1 杯甜豆或青豆，切碎

¼ 杯香菜葉切碎，上菜前使用

5 到 6 片新鮮熟辣椒片，上菜前使用

醬汁

2 湯匙鮮榨萊姆汁

2 湯匙純楓糖漿

2 湯匙番茄醬

半湯匙生薑，磨碎

¼ 茶匙紅辣椒片

2 湯匙水

1 將陶瓷不沾鍋以中高溫加熱，放入青蔥或黃洋蔥、大蒜、辣椒和蘑菇，拌炒 5 到 8 分鐘，直到蘑菇變軟，如果需要可以加一點水預防沾鍋。將馬鈴薯、療癒高湯或水和大西洋紅藻片加入鍋中，攪拌混合均勻，然後蓋上蓋子，轉小火燉煮 10 到 15 分鐘，直到馬鈴薯變軟。

2 將醬汁配料放入小碗混合均勻，攪拌至光滑狀。

3 當馬鈴薯快煮熟時，加入醬汁和甜豆或青豆。煮 2 到 3 分鐘，直到液體蒸發。

4 分裝成 2 份或 3 份，上面放上新鮮香菜和辣椒片，立即享用。

* 用溫水至熱水澈底洗淨菇類。不要使用黏稠或腐爛的菇類，這是氧化和老化的跡象。

補充說明

- 當你在療癒高湯和水之間選擇時，請記住，高湯的味道更濃郁。不要購買市售的蔬菜高湯塊，因為很難找到不含油、鹽、天然香料和／或其他添加劑的種類。為方便起見，你可以提前製作一些療癒高湯冷凍備用（倒入冰塊盒，方便日後解凍），以備不時之需，就像這份食譜一樣。

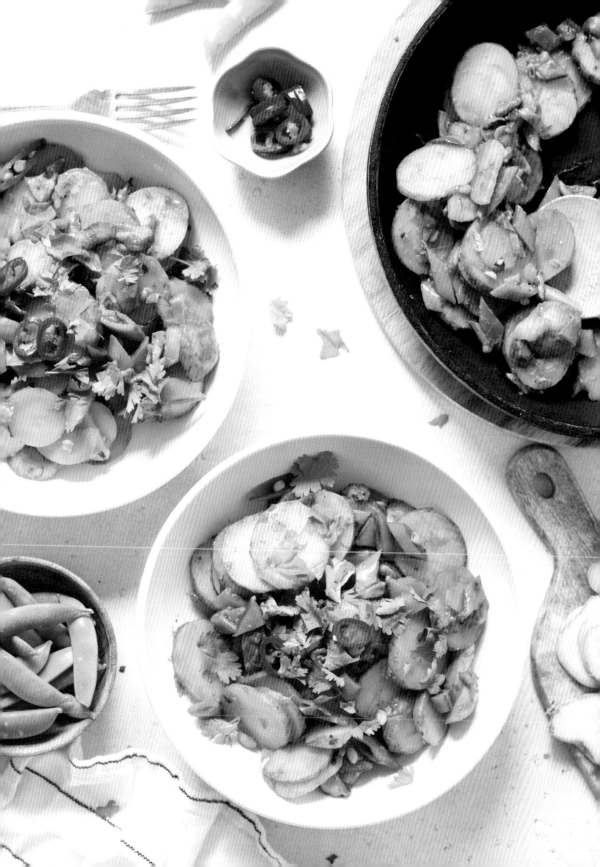

53

清蒸甘藍捲

　　這份甘藍捲既美味又賞心悅目，特別是如果你使用具有華麗美感的皺葉甘藍。這是將更多蔬菜納入飲食最佳的方法之一。

1 顆大型甘藍，剝下葉子

⅔ 杯香菇或洋菇＊，切碎

½ 杯青蔥，切碎

4 瓣大蒜，切碎

1 湯匙生薑，切碎

½ 至 1 茶匙紅辣椒片

1 杯馬鈴薯，切碎

½ 杯花椰菜，切碎

⅔ 杯切碎的紅色、黃色或橙色甜椒

半茶匙海鹽（自選）

1 杯水

半杯甜豆，切碎

醬汁

3 湯匙半生蜂蜜

3 湯匙鮮榨萊姆汁

½ 至 1 茶匙紅辣椒片

半茶匙大蒜粉

半茶匙辣椒粉

1 茶匙生薑，磨碎

1 將蒸籠放在中型鍋上，加入大約 3 英吋的水，放上甘藍，蓋上蓋子蒸大約 2 到 3 分鐘直到變軟後，取出並用冷水沖洗，靜置備用。

2 製作餡料：將陶瓷不沾鍋以中高溫加熱，放入菇類、青蔥、大蒜、生薑和紅辣椒片，煮 3 到 5 分鐘，直到菇類變軟。加入馬鈴薯、花椰菜、甜椒和海鹽（如果有），再煮 1 到 2 分鐘，過程中不時攪拌；然後加水，蓋上蓋子，燜煮 10 到 12 分鐘，或者直到馬鈴薯變軟，最後拌入甜豆，關火，將餡料放入碗中。

3 用馬鈴薯搗碎機將餡料搗碎，好讓待會包餡料時容易成型。

4 一次使用 1 片甘藍葉，將大約 ¼ 杯餡料放在莖端，將兩側折疊在餡料上，然後緊緊捲起。將捲筒尾端朝下，放入蒸鍋中。重複以上步驟完成甘藍捲。

5 將甘藍捲蒸 10 到 12 分鐘，直到完全變軟。

6 在蒸甘藍捲的同時，將所有醬汁配料攪拌在一起呈光滑狀。

7 將蒸好後的甘藍捲搭配醬汁，立即食用。

＊ 用溫水至熱水澈底洗淨菇類。不要使用黏稠或腐爛的菇類，這是氧化和老化的跡象。

補充說明

- 雖然高品質海鹽或岩鹽是田園風味醬中自選的配料，但無鹽配方療癒效果更好。隨著時間推移，你可能會想減少或排除鹽分的攝取。

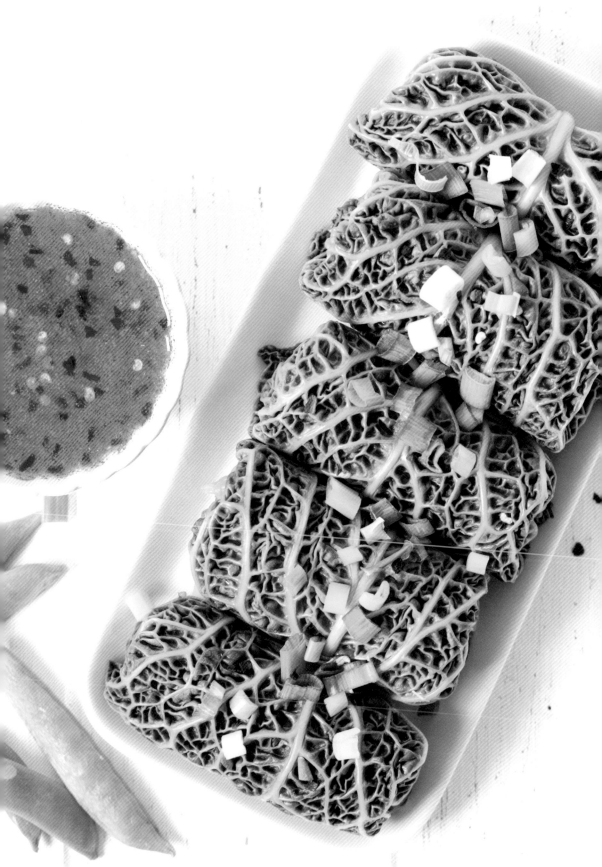

54

烤通心麵

4-6 份

這款烤通心麵是想要有一頓豐盛且有趣的小孩或大人完美的選擇，但它不含任何起司、奶油、牛奶、麩質、油或精製糖。而是無脂，甚至不含穀物，如果你選擇如木薯、豌豆、扁豆或鷹嘴豆類型的義大利麵。你不妨搭配綠葉蔬菜沙拉，成為一頓美味的正餐。

4 杯馬鈴薯，切碎

2 杯胡蘿蔔丁

360 公克不含麩質、玉米澱粉的義大利麵

3 湯匙洋蔥粉

1 湯匙大蒜粉

1 湯匙辣椒粉

¼ 茶匙卡宴辣椒（自選）

1 湯匙半鮮榨檸檬汁

¾ 至 1 茶匙海鹽（自選）

1 烤箱預熱至 200℃。

2 將蒸籠放在中型鍋上，加入大約 3 英吋的水，放上馬鈴薯和胡蘿蔔丁，蓋上蓋子蒸大約 15 到 20 分鐘直到變軟。按照包裝說明煮義大麵，煮好後瀝乾，放回鍋中。

3 一旦馬鈴薯和胡蘿蔔變軟，將它們取出，與洋蔥粉、大蒜粉、辣椒粉、卡宴辣椒粉（如果有）、檸檬汁和海鹽（如果有）一起放入食品處理機中，攪拌至呈光滑狀。把醬汁倒在鍋裡的義大利麵上，攪拌均勻。

4 將調好味的義大利麵倒入中型大小的烤盤上，表面弄平。烘烤 25 到 30 分鐘，直到上層變成褐色。上菜前靜置冷卻 5 分鐘。

補充說明

- 雖然高品質海鹽或岩鹽是田園風味醬中自選的配料，但無鹽配方療癒效果更好。隨著時間推移，你可能會想減少或排除鹽分的攝取。

- 選擇用小米、藜麥或糙米等穀物製成的無麩質義大利麵。確保你的義大利麵不含玉米或雞蛋。

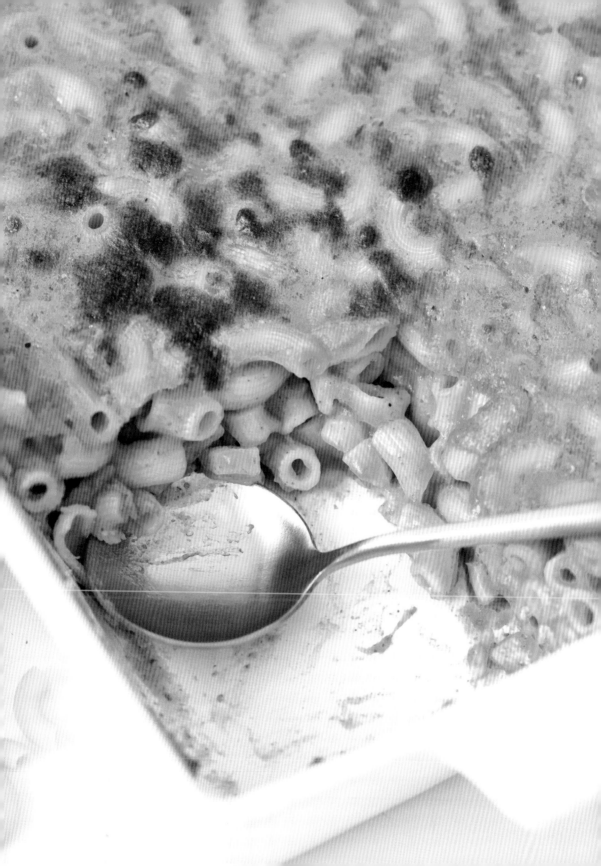

55

迷你煎餅

12 份

這份迷你煎餅不含雞蛋和乳製品——這兩種食物會滋生許多慢性病背後的病原體。這份美味的點心用鷹嘴豆粉和五顏六色的蔬菜、水果和香草製成，非常適合搭配大份沙拉作為正餐，或者作為點心放入午餐盒中。

2 杯鷹嘴豆粉

1 茶匙無鋁泡打粉

2 茶匙洋蔥粉

1 茶匙大蒜粉

1 茶匙辣椒粉

¼ 至半茶匙紅辣椒片或卡宴辣椒

1 茶匙乾燥羅勒或奧勒岡

1¾ 杯水

半湯匙鮮榨檸檬汁

半杯紅甜椒，切碎

半杯紅洋蔥或黃洋蔥，切碎

半杯櫛瓜，切碎

⅓ 杯切碎的胡蘿蔔

1 烤箱預熱至 180℃。

2 將鷹嘴豆粉、泡打粉、洋蔥粉、大蒜粉、辣椒粉、紅辣椒片和乾燥羅勒或奧勒岡放入大碗中，攪拌均勻。

3 加入水和檸檬汁攪拌。接著，加入甜椒、洋蔥、櫛瓜和胡蘿蔔，攪拌均勻。

4 使用 ¼ 杯量杯，將麵糊舀入不沾黏鬆餅烤盤中，將所有 12 杯裝滿。

5 將煎餅放入烤箱烘烤 30 至 35 分鐘，直到牙籤插入內餡取出的時候不沾黏。從烤箱取出煎餅，靜置冷卻至少 10 分鐘。將煎餅從鍋中取出，放在冷卻架上，直到完全冷卻。

6 即可食用，或存放在室溫下密閉容器中隨時可享用。

補充說明

- 如果你手邊有要用掉的蔬菜，這是一個很好的食譜。例如，如果你手頭有綠花椰菜、白花椰菜或蘑菇，你可以在這個食譜中使用它們代替櫛瓜。

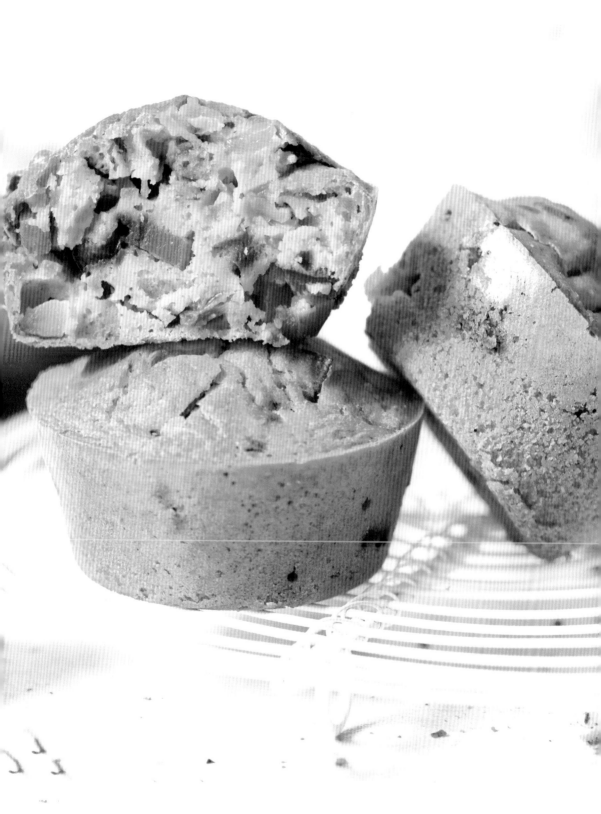

56

豌豆鷹嘴豆泥

2-3 人份

豌豆、檸檬汁、香草和香料結合在一起，製成香濃可口的醬料，不含任何油脂，但足以讓人大飽口福，心滿意足。

3 杯冷凍青豌豆

4 至 5 湯匙鮮榨檸檬汁，適量

⅓ 杯香菜葉

1 茶匙洋蔥粉

1 瓣大蒜，切碎，或半茶匙大蒜粉

半茶匙辣椒粉

半茶匙孜然粉

¼ 至半茶匙卡宴辣椒

¼ 至半茶匙海鹽（自選）

1 至 2 湯匙冷水，根據需要調和濃稠度（自選）

4 杯蔬菜沙拉，上菜前使用（自選）

1 將鍋子以中高溫加熱，放入豌豆煮 3 到 5 分鐘，過程中不時攪拌，直到豌豆呈鮮綠色。如果豌豆煮過熟，醬料就會失去原本翠綠的顏色。

2 將豌豆放入食品處理機，加入檸檬汁、香菜葉、洋蔥粉、大蒜或大蒜粉、辣椒粉、孜然、辣椒和海鹽（如果有）。並以高速攪拌，直到醬料呈柔滑狀。視情況添加一湯匙或兩湯匙冷水調整稠度，根據喜好調整香料分量。

3 立即與法式生菜沙拉一起食用，或冷藏備用。

補充說明

- 如果可以，最好使用有機冷凍青豌豆。

- 雖然高品質海鹽或岩鹽是田園風味醬中自選的配料，但無鹽配方療癒效果越好。隨著時間推移，你可能會想減少或排除鹽分的攝取。

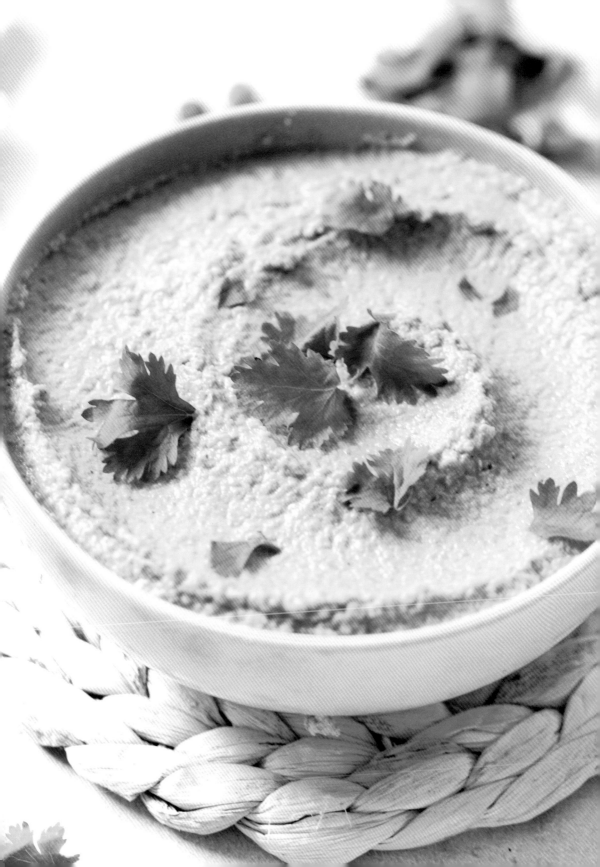

57

迷迭香馬鈴薯大餅

2-3 人份

這份大餅美味可口，用途廣泛，可單獨享用，搭配曬乾的番茄醬（食譜第 68 頁）、中東茄子泥（食譜第 100 頁）、生香菜酸辣醬（食譜第 76 頁）或蘆筍菠菜醬（食譜第 56 頁）。也可以切成大方塊，作為三明治的麵包，搭配萵苣、番茄、洋蔥和馬鈴薯芥末等餡料（食譜第 104 頁）；也是湯或沙拉的絕佳配菜。

900 公克馬鈴薯，切碎
半茶匙洋蔥粉
半茶匙大蒜粉
半茶匙辣椒粉
半杯木薯粉
⅓ 杯馬鈴薯澱粉，如果需要可以更多
2 至 3 湯匙迷迭香，切碎

1 將蒸籠放在中型鍋上，加入大約 3 英吋的水，放上馬鈴薯，蓋上蓋子蒸大約 20 到 25 分鐘直到變軟。將馬鈴薯取出，與洋蔥粉、大蒜粉和辣椒粉一起放入碗或鍋中搗碎至順滑；靜置 10 分鐘冷卻。

2 烤箱預熱至 200℃。在烤盤上鋪上烘焙紙。將木薯粉和馬鈴薯澱粉加入馬鈴薯泥中，揉成不黏手的軟麵團，過程中視情況加入更多的馬鈴薯澱粉。

3 將麵團放在準備好的烤盤上，均勻 平至約半英吋厚，上面撒上迷迭香，輕輕壓入。烘烤 25 到 35 分鐘，直到表面呈褐色。切片前先冷卻 15 分鐘。

補充說明

- 如果你願意，你可以根據喜好將迷迭香換成其他香草，如百里香、歐芹、奧勒岡或鼠尾草。

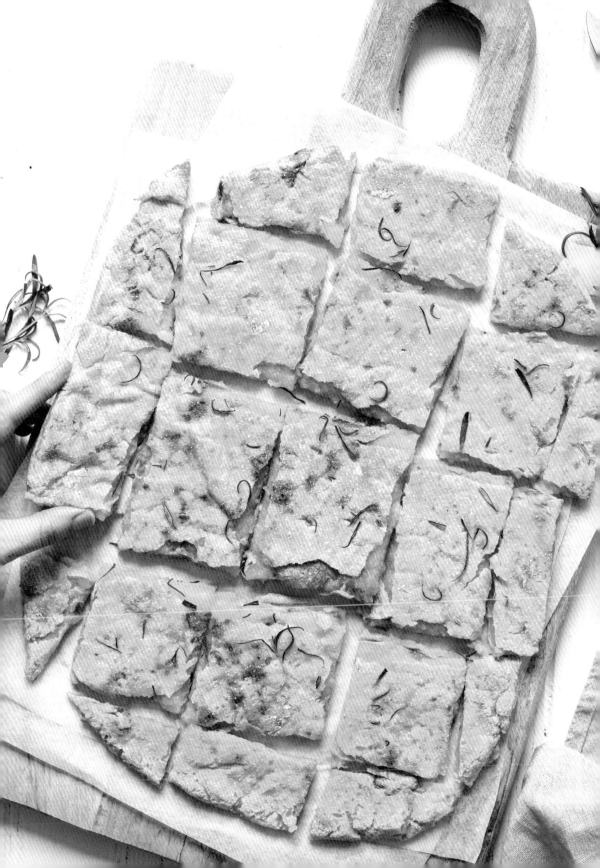

58

小米壽司

2-3 人份

這份簡單好吃的壽司是用小米和新鮮餡料製成，其中醃漬生薑和芥末更是讓美味升級，這份壽司可作為正餐的一部分或當作點心享用。

壽司

1 杯小米

2 杯水

2 到 3 張海苔片

1 杯黃瓜絲

1 杯胡蘿蔔絲

1 杯紅捲心菜，切成薄片

醃漬生薑

2 湯匙鮮榨柳橙汁或檸檬汁

1 茶匙生蜂蜜

1 英吋生薑，去皮切成薄片

芥末

1 茶匙芥末粉

1 至 2 湯匙水

1 製作醃漬生薑：將柳橙汁或檸檬汁和生蜂蜜放入小碗裡，攪拌均勻。加入切成薄片的生薑浸泡至少 1 小時。

2 把小米和水混合倒入小平底鍋，蓋上蓋子燜煮 10 到 15 分鐘，直到小米煮熟後關火，靜置完全冷卻。

3 將一張海苔放在砧板上，長邊朝向你。將大約 ¾ 杯小米舀到靠近你的海苔末端，然後將其均勻平鋪在海苔上，頂部留下約 1 英吋的邊，將餡料排列在小米層的中間部分。

4 小心地將海苔從靠近你的底部邊緣提起，然後開始將其緊緊地向頂部捲起來，就在即將完成之前，將手指浸入生薑醃料，抹在海苔片的頂部邊緣，最後捲起完成海苔捲。然後使用鋒利的刀子，將壽司卷均勻切成小塊。重複以上步驟完成其他的海苔捲。

5 將芥末粉和水混合，直到呈滑順狀。

6 將小米壽司與芥末和醃漬生薑一起上桌，立即享用。

補充說明

- 你可以根據需要製作更多的醃漬生薑搭配其他餐點，例如沙拉、清蒸蔬菜或炒菜。將做好的醃漬生薑放入密封容器中冷藏可長達 1 週。

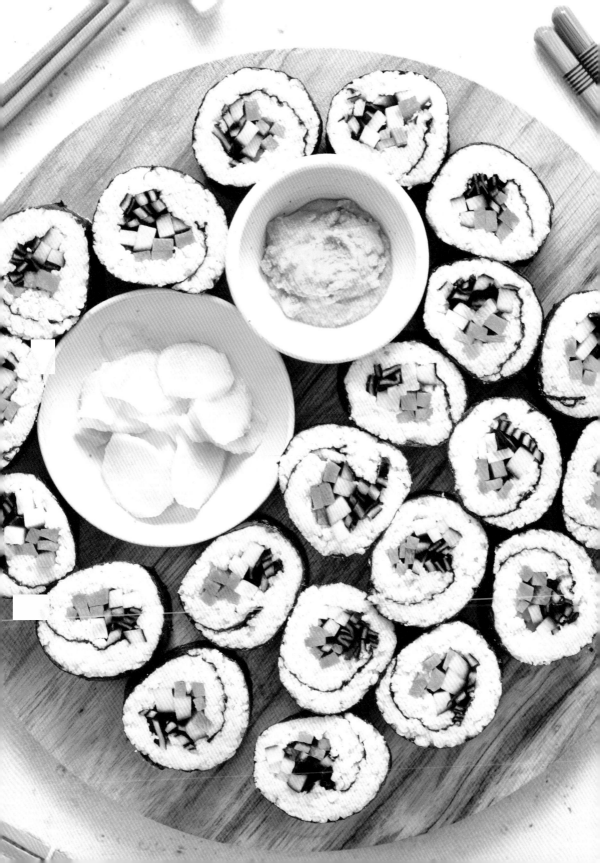

59

馬鈴薯穆薩卡

4-6 人份

馬鈴薯穆薩卡不僅豐盛又療癒人心，足以讓人身心得到滿足。當你覺得自己需要一些可以填飽肚子，但又不會阻礙療癒的美食時，這是一份完美的餐點。若想要吃得更營養，你可以搭配綠葉蔬菜沙拉。

2 根中型茄子，切成半英吋厚圓片

1 根大型櫛瓜，切成半英吋厚圓片

3 顆中型番茄，切成半英吋厚薄片

馬鈴薯基底

大約 1350 公克馬鈴薯，切碎

1 湯匙洋蔥粉

1 茶匙大蒜粉

番茄醬料

3 杯半蘑菇 *，切碎

半杯洋蔥丁

半杯曬乾番茄（無油和無鹽），切碎

⅓ 杯芹菜，切碎

3 瓣大蒜，切碎

1 杯半罐裝切丁或壓碎番茄或 2 杯新鮮番茄，切丁

1 茶匙新鮮百里香或半茶匙乾百里香

1 茶匙新鮮奧勒岡或半茶匙乾奧勒岡

¼ 茶匙紅辣椒片

¼ 至半茶匙海鹽（自選）

1 烤箱預熱至 200℃，兩張烤盤上鋪上烘焙紙。

2 將一半茄子片和所有櫛瓜片放在準備好的烤盤上，烘烤 15 到 20 分鐘直到變軟。取出靜置一旁備用。

3 在烤茄子和櫛瓜的同時，將蒸籠放在中型鍋上，加入大約 3 英吋的水，放上馬鈴薯，蓋上蓋子蒸大約 20 到 25 分鐘直到變軟。將馬鈴薯取出，與洋蔥粉、大蒜粉放入大鍋中搗碎至順滑；靜置一旁備用。

4 製作醬汁：將大型陶瓷不沾鍋以中高溫加熱，放入蘑菇、洋蔥、曬乾番茄、芹菜和大蒜，拌炒 5 到 8 分鐘，直到蘑菇變軟呈褐色後，加入番茄、百里香、奧勒岡、紅辣椒片和自選海鹽（如果有），轉小火燉煮 10 到 12 分鐘，過程中偶爾攪拌，直到醬汁變稠。

5 在中型千層麵烤盤底部鋪上一層煮熟的櫛瓜和茄子，可稍微重疊；上面放一半馬鈴薯泥，均勻鋪開，然後一半番茄醬。重複以上步驟，一層茄子和櫛瓜片，一層番茄醬，最後是馬鈴薯泥。而最上層放剩下的生番茄和生茄子片。烘烤 30 到 35 分鐘，直到表面呈淺褐色。切片前冷卻大約 10 到 15 分鐘。

* 用溫水至熱水徹底洗淨蘑菇。不要使用黏稠或腐爛的蘑菇，這是氧化和老化的跡象。

- 雖然高品質海鹽或岩鹽是田園風味醬中自選的配料，但無鹽配方療癒效果更好。隨著時間推移，你可能會想減少或排除鹽分的攝取。

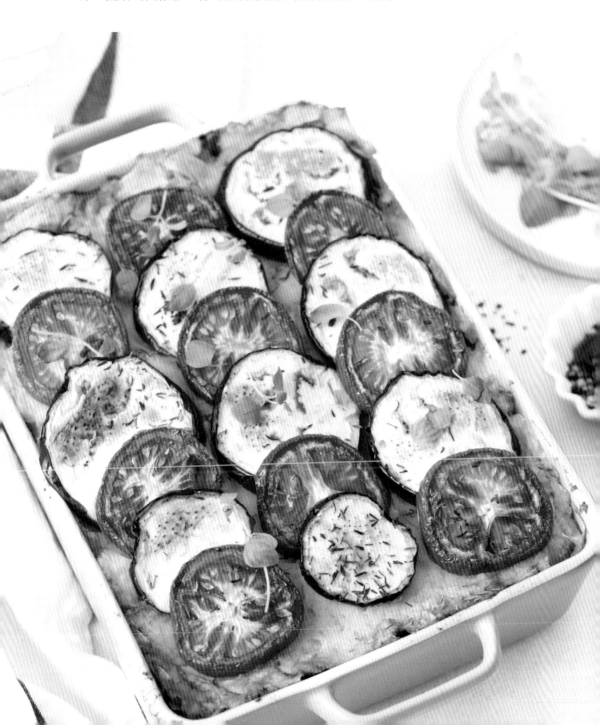

60

阿根廷餡餅

這份無麩質和無穀物的餡餅是用烤至金黃色的馬鈴薯麵團製成,再搭配美味的番茄和自選的黑豆餡料,你會發現這份餡餅可能讓你回味無窮,一口接一口!

450 公克馬鈴薯(任何品種;例如育空黃金),去皮並切塊

¾ 到 1 杯馬鈴薯澱粉,如果需要可以更多

餡料

半杯洋蔥,切碎

半杯紅色、黃色或橙色甜椒,切碎

¼ 杯番茄,切碎

¼ 杯黑豆(自選)

半茶匙孜然粉

半茶匙辣椒粉

半茶匙大蒜粉

¼ 茶匙煙燻辣椒粉

1 湯匙切碎的新鮮香菜

1 茶匙鮮榨萊姆汁

1. 將蒸籠放在中型鍋上,加入大約 3 英吋的水,放上馬鈴薯,蓋上蓋子蒸大約 20 到 25 分鐘直到變軟。將馬鈴薯取出,加入馬鈴薯澱粉揉捏至麵團不黏手,如有必要,加入更多的澱粉。

2. 在蒸馬鈴薯的同時,製作餡料:把陶瓷不沾鍋以中高溫加熱,放入洋蔥,煮 3 到 5 分鐘直到變軟;加入甜椒、番茄、黑豆(如果有)、孜然、辣椒粉、大蒜粉和墨西哥辣椒粉;再煮 5 到 8 分鐘,直到辣椒和豆子變軟,最後加入香菜和萊姆汁,關火。

3. 將烤箱預熱至 200℃,烤盤上鋪上烘焙紙。

4. 製作餡餅:在工作檯面上灑上大量馬鈴薯澱粉,將麵團擀成約 ¼ 英吋厚。切出直徑約 4 英吋的圓形。一次一個,把每個圓片放在備好的烤盤上,在麵團上放 1 到 2 湯匙餡料;輕輕將麵團的一側折疊在餡料上,然後用叉子將邊緣壓緊,將餡餅密封好。如果有任何裂縫,小心將麵團捏在一起,重複以上過程完成餡餅製作。

5. 將餡餅烤 25 到 30 分鐘,直到表面呈褐色,食用前先靜置冷卻 5 分鐘。

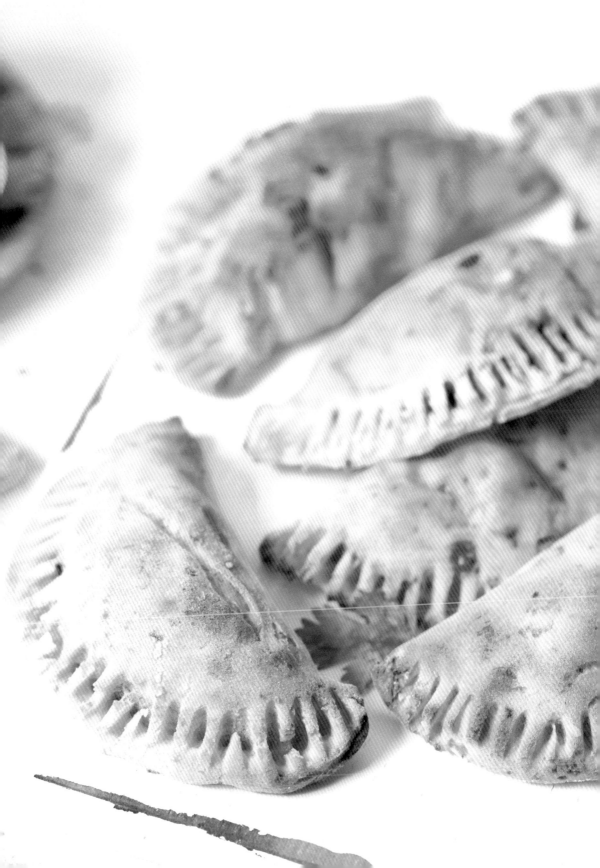

鷹嘴豆鬆餅

61

2-3 人份

這份烘烤至金黃色的美味鬆餅，表面淋上香濃花椰菜醬，搭配小番茄和小黃瓜，更鮮美多汁。

450 公克馬鈴薯，切丁

¾ 杯煮熟鷹嘴豆

3 湯匙鷹嘴豆粉

¼ 杯新鮮歐芹和／或香菜葉，大致切碎，外加一些上菜時使用

1 茶匙孜然粉

1 茶匙香菜粉

1 茶匙大蒜粉

1 茶匙鮮榨檸檬汁

1 茶匙純楓糖漿

1 杯小番茄切碎和／或小黃瓜片，上菜前加入

半茶匙紅辣椒片（自選）上菜前加入

白花椰菜醬

2 杯花椰菜小花

1 茶匙大蒜粉

1 茶匙洋蔥粉

¼ 茶匙辣椒粉

1 湯匙鮮榨檸檬汁

1 湯匙水或 3 湯匙無糖的杏仁或椰奶，視情況加入更多

1. 將蒸籠放在中型鍋上，加入大約 3 英吋的水，放上馬鈴薯，蓋上蓋子蒸大約 15 到 20 分鐘，直到變軟叉子可刺穿馬鈴薯。取出靜置至完全冷卻。

2. 將馬鈴薯與鷹嘴豆、鷹嘴豆粉、歐芹或香菜、孜然、大蒜粉、檸檬汁和楓糖漿一起放入一個大碗，用馬鈴薯搗碎機搗碎，直到混合均勻至無結塊。

3. 將陶瓷不黏鬆餅機加熱至高溫。將馬鈴薯泥倒入鬆餅機底盤，確保底盤均勻覆蓋馬鈴薯泥；蓋上鬆餅機蓋，烘烤至酥脆狀，大約 10 到 15 分鐘。重複以上步驟完成鬆餅製作。

4. 製作醬汁：將花椰菜小花蒸 4 到 8 分鐘，直到變軟。將大蒜粉、洋蔥粉、辣椒粉、檸檬汁、水或杏仁奶或椰奶放入調理機或食品處理機中，攪拌至呈光滑狀。將鬆餅與醬汁、小番茄、小黃瓜、紅辣椒片（如果有）和新鮮香菜一起上桌，立即享用。

補充說明

- 若想製作更濃郁的食譜，你可以用杏仁或椰奶製作花椰菜醬。若要製作無脂食譜，那麼製作醬汁只使用純水即可。

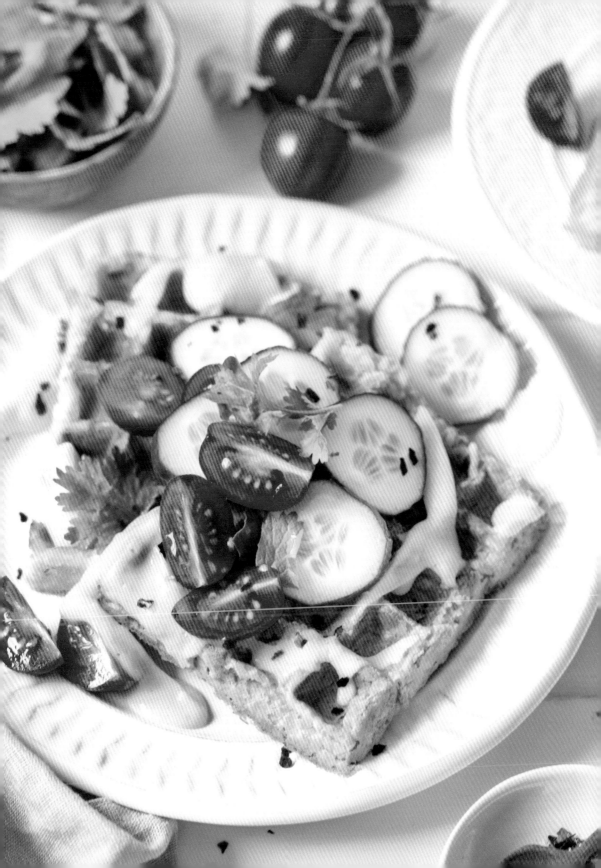

62

櫛瓜披薩船

烤櫛瓜是這份美味食譜中披薩醬和烤配料的基底，你會發現這份食譜有助於讓你滿足對披薩的渴望，同時讓你繼續康復。

4 根中型櫛瓜

披薩醬
半杯番茄醬
1 茶匙乾燥奧勒岡
半茶匙乾燥百里香
1 茶匙生蜂蜜
⅓ 杯水

上層配料
¼ 杯洋蔥，切成薄片
半杯小番茄，對半
¼ 杯橄欖（無油和無檸檬酸），去核對半切（自選）
4 到 5 顆曬乾番茄，大致切碎
¼ 杯紅甜椒丁
4 顆蘑菇，切成薄片 *
1 茶匙紅辣椒片（自選）
¼ 杯新鮮羅勒，細切，上菜時使用

1 烤箱預熱至 200℃。在烤盤上鋪上烘焙紙。

2 櫛瓜去綠蒂後，縱向切成兩半。小心舀出中間的果肉，形成一個凹槽。將凹槽面朝上放在烤盤上，果肉可丟棄或用於製作其他菜餚。

3 製作披薩醬：將番茄醬、奧勒岡、百里香、生蜂蜜和水混合均勻後，將醬料均分在櫛瓜凹槽內，並加入各種配料組合。

4 烘烤 20 至 25 分鐘，直到櫛瓜變軟但不會太爛，最後撒上新鮮羅勒即可上桌。

* 用溫水至熱水澈底洗淨蘑菇。不要使用黏稠或腐爛的蘑菇，這是氧化和老化的跡象。

補充說明

- 若要製作無脂食譜，你可以省略橄欖。如果你選擇加入橄欖，請購買曬乾橄欖或其他不含油、檸檬酸或食鹽的種類。

- 尋找只含有番茄而不含其他成分（如鹽或檸檬酸）的番茄醬。

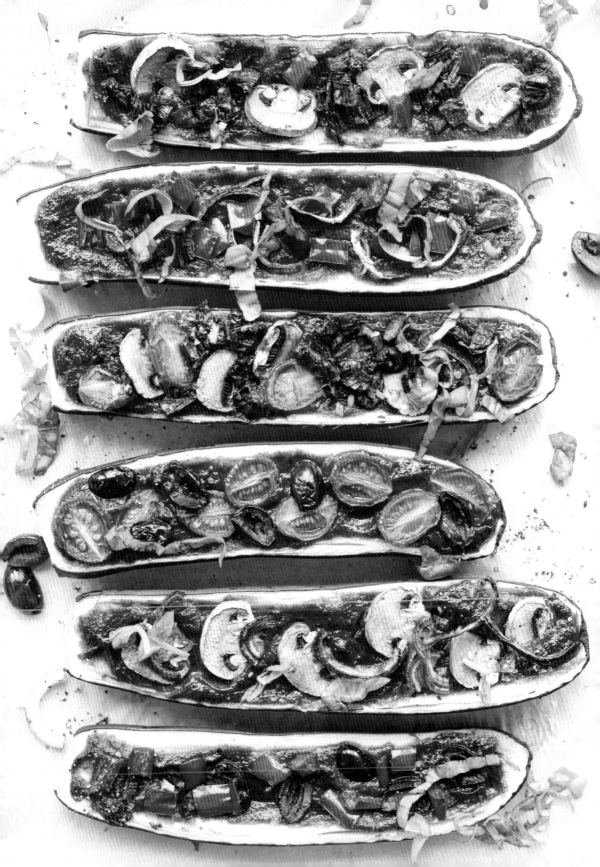

63

南瓜馬鈴薯雙拼

2-3 人份

　　新鮮香草讓馬鈴薯和南瓜更加美味。這份食譜很簡單，不僅容易料理，而且味道鮮美，可作為一天中的任何正餐或點心，或者作為其他任一食譜的配菜。

半杯洋蔥丁

3 杯馬鈴薯

3 杯胡桃南瓜，去皮切丁

2 湯匙新鮮百里香或 2 茶匙乾燥百里香

2 湯匙新鮮迷迭香或 2 茶匙乾燥迷迭香，切碎

2 茶匙大蒜粉

2 茶匙辣椒粉

半杯療癒高湯（食譜見第 84 頁）或水

1 湯匙鮮榨檸檬汁

1 湯匙新鮮歐芹葉，切碎

1 將陶瓷不沾鍋以中高溫加熱，放入洋蔥煮 3 到 5 分鐘直到變軟，如果需要，可以加一點水以防止沾鍋。

2 將馬鈴薯、南瓜、百里香、迷迭香、大蒜粉、辣椒粉和高湯或水加入鍋中，攪拌至混合均勻，然後蓋上蓋子，轉小火，燉 10 到 15 分鐘，直到馬鈴薯和南瓜變軟。揭開鍋蓋繼續煮，待液體蒸發，馬鈴薯和南瓜略呈褐色。

3 加入檸檬汁和歐芹後，關火。分裝成 2 碗或 3 碗，即可享用。

補充說明

- 當你在療癒高湯和水之間選擇時，請記住，高湯的味道更濃郁。不要購買市售的蔬菜高湯塊，因為很難找到不含油、鹽、天然香料和／或其他添加劑的種類。為方便起見，你可以提前製作一些療癒高湯冷凍備用（倒入冰塊盒，方便日後解凍），以備不時之需，就像這份食譜一樣。

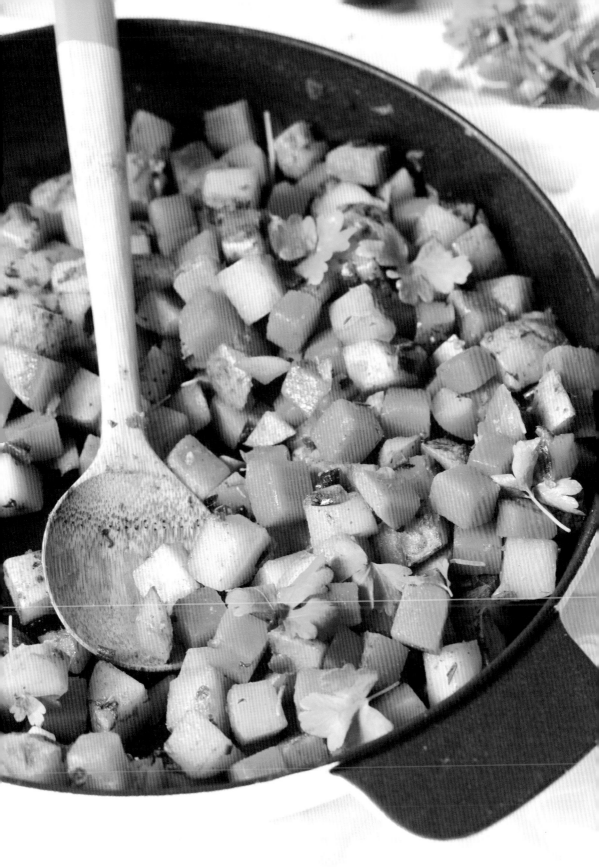

64

烤茄子薄片

　　用香料、楓糖漿、檸檬汁和番茄醬醃漬，這些酥脆的茄子條可直接吃，也可以應用在你最喜歡的食譜中，增添更多的風味、口感和層次。

1 湯匙純楓糖漿

1 湯匙鮮榨檸檬汁

1 茶匙番茄醬

半茶匙大蒜粉

半茶匙辣椒粉

半茶匙洋蔥粉

⅛ 茶匙辣椒粉，視情況增加

1 根中型茄子

1 烤箱預熱至 120℃，在大烤盤上鋪上烘焙紙。

2 將楓糖漿、檸檬汁、番茄醬、大蒜粉、辣椒粉、洋蔥粉和墨西哥辣椒粉放入小碗中攪拌後，靜置一旁。

3 將茄子的蒂切除後，縱向切成 ¼。將每個 ¼ 片的茄子平放在堅固的表面上，並用鋒利的刀再將茄子切成 ¼ 薄片，你也可以使用蔬果切片機。

4 把茄子片放在烤盤上，兩面均勻刷上醬料。

5 烘烤 40 到 60 分鐘，在中途時將切片翻面，直至酥脆。在最後 10 分鐘要特別留意，以免烤燒。或者你可以用低溫 140℃脫水模式，烘烤 4 到 6 小時，或直至變脆。

6 烘烤後取出，置於金屬架上靜待完全冷卻。烤好後的茄子片可放入密閉容器中，在室溫下可儲存 3 至 4 天。

補充說明

- 你可以直接享用長條茄子片，也可以切成小塊應用在其他食譜上，例如「柯布沙拉」（食譜第 74 頁）和「經典義大利麵」（食譜第 146 頁），或任何其他食譜。

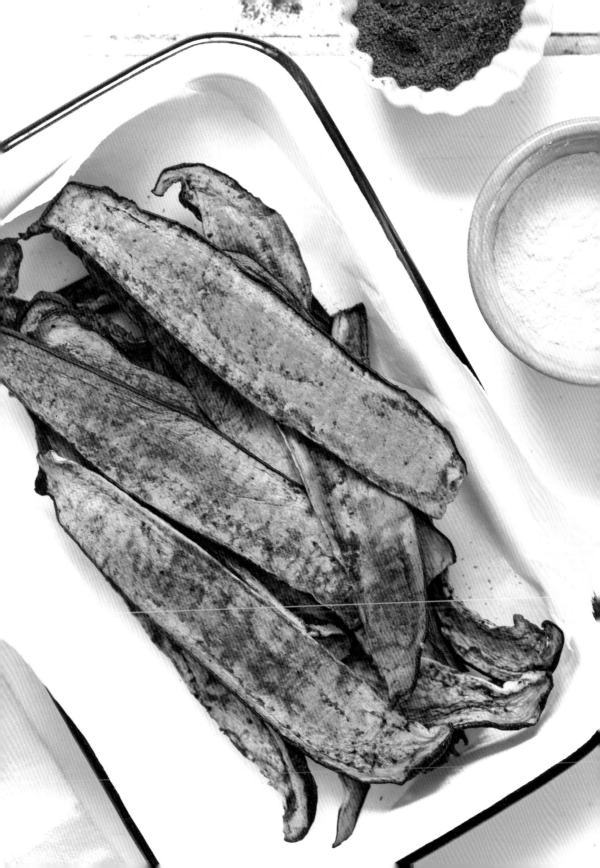

65

波浪薯條

2 人份

　　這份有趣的波浪薯條充滿所有美味的食材：香濃的馬鈴薯辣味沾醬、酥脆茄子片、自選黑豆、多汁番茄、辛辣墨西哥胡椒和新鮮青蔥，每一口都風味無窮。這份豐盛的薯條可先做好，或將每種食材單獨放，讓每個人製作自己喜愛的薯條風格，無論哪種方式都會大受歡迎！

900 公克馬鈴薯（4 至 5 顆馬鈴薯）

1 茶匙辣椒粉

1 茶匙大蒜粉

1 茶匙洋蔥粉

1 茶匙乾燥奧勒岡

4 至 5 片茄子培根片（食譜見第 134 頁），切成小塊，食用前加入

1 杯番茄丁，食用前加入

1 至 2 湯匙紅墨西哥辣椒片，食用前加入

半杯煮熟黑豆，食用前加入（自選）

¼ 杯切碎青蔥，食用前加入

辣味沾醬

1 杯半馬鈴薯丁

1 杯胡蘿蔔丁

半茶匙大蒜粉

半茶匙洋蔥粉

半茶匙卡宴辣椒

¼ 茶匙薑黃粉

1 湯匙鮮榨檸檬或萊姆汁

1 至 2 湯匙水，根據需要的濃度添加

1. 將烤箱預熱至 200℃。在大烤盤上鋪上烘焙紙，使用波浪刀將馬鈴薯切片；然後再切成薯條狀。

2. 把薯條放入大碗裡，加入調味料和奧勒岡，攪拌均勻。

3. 將薯條鋪在烤盤上，烘烤 20 到 30 分鐘，中途翻轉一下，直到變脆。或者，用氣炸鍋以 200℃高溫，氣炸 20 至 25 分鐘，每 5 分鐘將馬鈴薯翻炒至酥脆。

4. 在烤馬鈴薯的同時，製做醬汁：將蒸籠放在中型鍋上，加入大約 3 英吋的水，放上馬鈴薯和胡蘿蔔，蓋上蓋子蒸大約 15 到 20 分鐘直到變軟。與大蒜粉、洋蔥粉、卡宴辣椒粉、薑黃、檸檬或萊姆汁一起放入調理機或食品處理機中，攪拌至呈光滑狀，如果需要，可以再加一點水。

5. 將薯條放在大盤子或分裝在個人盤子上，在上面放上辣味沾醬、茄子片末、番茄丁、墨西哥紅辣椒片、黑豆（如果有）和青蔥，立即享用。

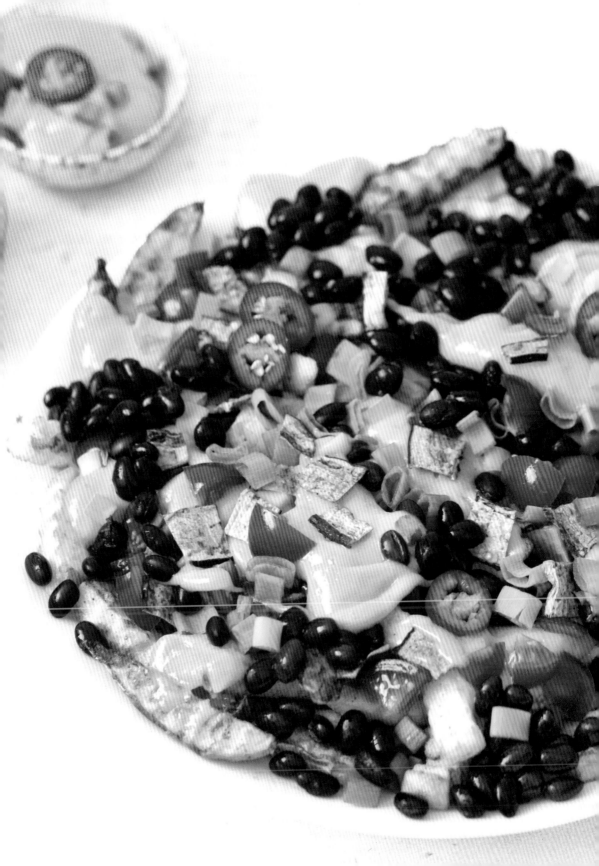

66

香甜辣味綠花椰菜

2 人份

這份香甜辣味綠花椰菜是一道完美的配菜。裹上甜辣醬，這是在飲食中增加更多蔬菜的好方法，不僅適用於綠花椰菜，還適用於其他自選的蔬菜，如白花椰菜、蘆筍或孢子甘藍。

1 顆大型綠花椰菜，切成小花

醬料

2 湯匙番茄醬

半杯柳橙汁

¼ 杯生蜂蜜

¼ 杯鮮榨萊姆汁

1 湯匙自選紅辣椒，切碎

1 湯匙洋蔥粉

2 茶匙生薑，磨碎

2 瓣大蒜，細磨

半茶匙卡宴辣椒

半茶匙大西洋紅藻片

2 茶匙葛粉或馬鈴薯澱粉

1 將蒸籠放在中型鍋上，加入大約 3 英吋的水，放上綠花椰菜，蓋上蓋子蒸大約 5 到 8 分鐘，直到變青綠和變軟後，取出靜置一旁。

2 將所有醬料食材放入平底鍋，以中高溫加熱，過程中經常攪拌，直到變稠後，加入綠花椰菜拌勻，關火，裝盤後即可享用。

補充說明

- 尋找只含有番茄而不含其他成分（如鹽或檸檬酸）的番茄醬。

- 根據自選的辣椒種類，視情況和喜好調整使用量。

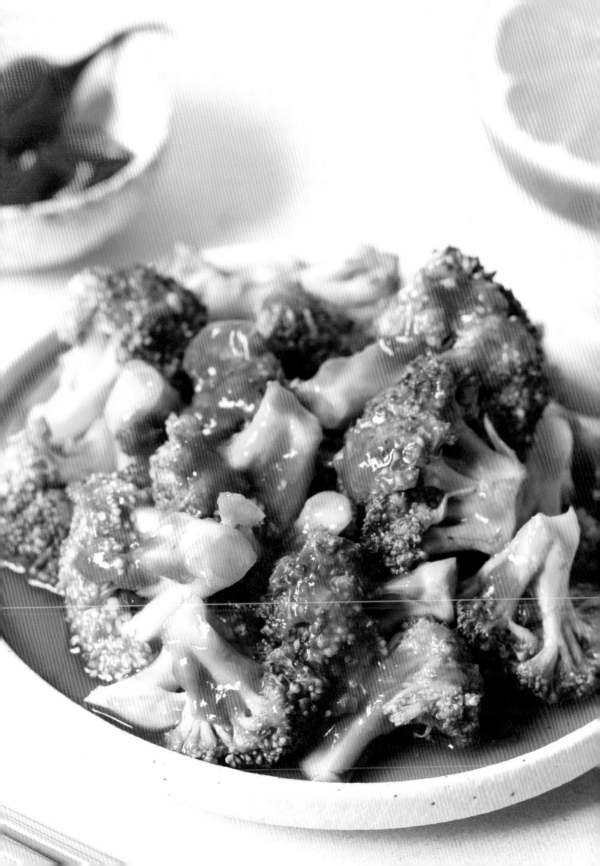

67

尼斯沙拉

2 人份

新鮮清爽，色彩鮮明，這道誘人的沙拉提供一切：嫩綠、脆櫻桃蘿蔔、多汁番茄、奶油狀的馬鈴薯、鮮甜青豆、美味的橄欖和芬芳的新鮮香草——所有這些都覆蓋著略帶甜味、濃郁的醬料。

450 公克小顆馬鈴薯，對半切開

1 杯四季豆，去絲

4 杯綠葉蔬菜，如萵苣縐草、芝麻菜或奶油萵苣

1 杯半小番茄，對半切開

半杯櫻桃蘿蔔，切成薄片

¼ 杯去核橄欖（無油和檸檬酸；自選）

¼ 杯羅勒葉，大致切碎

2 湯匙新鮮百里香葉

醬料

2 湯匙鮮榨檸檬汁

1 湯匙半生蜂蜜

1 茶匙新鮮百里香葉或半茶匙乾燥百里香

¼ 茶匙芥末粉

半湯匙切碎的紅蔥頭（自選）

1 將蒸籠放在中型鍋上，加入大約 3 英吋的水，放上馬鈴薯，蓋上蓋子蒸大約 15 到 18 分鐘，直到變軟後，取出待涼。

2 將蒸籠放在中型鍋上，加入大約 3 英吋的水，放上青豆，蓋上蓋子蒸大約 4 到 5 分鐘，直到變青綠和變軟後，取出待涼。

3 將所有醬料的食材攪拌均勻。

4 將綠葉蔬菜、馬鈴薯、青豆、小番茄、櫻桃蘿蔔、橄欖（如果有）、羅勒和百里香放在盤子上，淋上醬料後即可食用。

補充說明

- 若要製作無脂食譜，你可以省略橄欖。如果你選擇加入橄欖，請購買曬乾橄欖或其他不含油、檸檬酸或食鹽的種類。

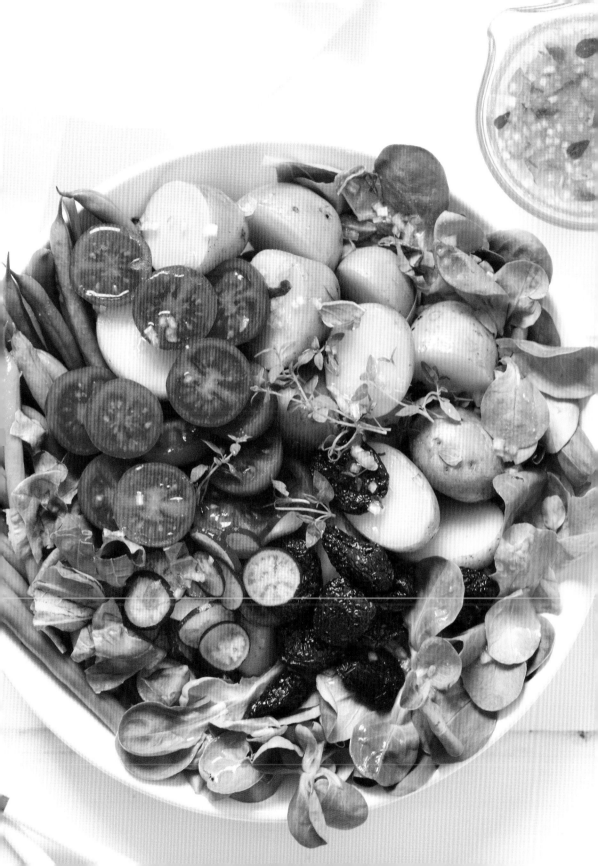

68

烤馬鈴薯番茄派

4 人份

這份簡單的派餅即漂亮又好吃。當你想要一份取代馬鈴薯泥的餐點時，這是一道很棒的配菜，無論是作為節日大餐、與家人或朋友共進午餐或晚餐，還是為自己做一頓簡單但美味的大餐。

1130 公克馬鈴薯，大致切碎

1 湯匙洋蔥粉

2 茶匙大蒜粉

半湯匙鮮榨檸檬汁

1 茶匙新鮮百里香或 1 茶匙乾燥百里香

1 茶匙新鮮奧勒岡或 1 茶匙乾燥奧勒岡

1 茶匙生蜂蜜

2 杯小番茄，對切

1 烤箱預熱至 180℃。

2 將蒸籠放在中型鍋上，加入大約 3 英吋的水，放上馬鈴薯，蓋上蓋子蒸大約 15 到 18 分鐘，直到變軟後，取出待涼 10 分鐘。

3 把馬鈴薯和洋蔥粉、大蒜粉、檸檬汁、百里香、奧勒岡和生蜂蜜放在大碗中，搗碎直到呈光滑狀（有一些較大的塊狀也可以）。

4 將馬鈴薯泥放入直徑 25 公分寬的圓形烤盤中，將對半切的番茄平鋪在上面。

5 烘烤 50 到 55 分鐘，直到表面呈褐色。上菜前先冷卻 10 分鐘。

補充說明

* 食用這份餐點最好的方式是用勺子舀出來，而不是切片，因為它無法成形，食材會散開。

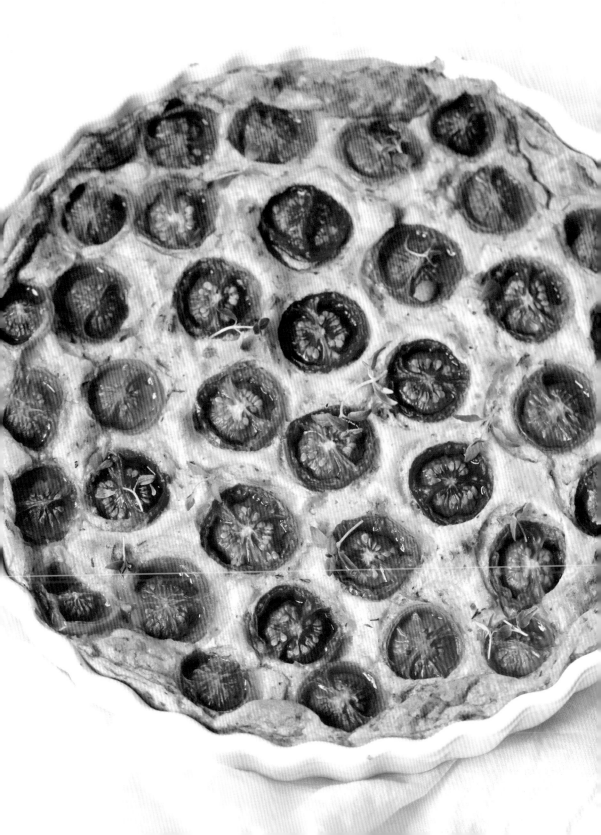

69

蘑菇香草小米燴飯

2-3 人份

如果你是義大利燴飯的粉絲，不妨試試這款由小米製成的升級版，對於正在治癒的人而言，小米是一種優於白米的美味穀物，略帶堅果味。食材中的蘑菇、洋蔥、大蒜和香草為這份餐點增添營養療效和各種風味，最適合作為晚餐搭配綠葉蔬菜沙拉一起享用。

1 顆中型洋蔥，切碎

1 杯半蘑菇 *，切成薄片

2 瓣大蒜，切碎

1 杯小米

1 茶匙辣椒粉

1 湯匙新鮮百里香或 1 茶匙乾燥百里香

1 湯匙新鮮奧勒岡至或 1 茶匙乾燥奧勒岡

3 到 4 杯療癒高湯（食譜第 84 頁）或水

1 杯新鮮歐芹和／或羅勒，切碎

¼ 茶匙海鹽（自選）

1 將大陶瓷不沾鍋以中高溫加熱，放入洋蔥和蘑菇，煮 3 到 5 分鐘直到變軟。

2 加入大蒜，再煮 2 到 3 分鐘，轉至中火。

3 加入小米、辣椒粉、百里香、奧勒岡和 1 杯療癒高湯或水，攪拌混合均勻，煮 17 到 20 分鐘，過程中每隔幾分鐘攪拌一次，並根據需要添加更多的療癒高湯或水。

4 小米煮熟後，拌入新鮮歐芹或羅勒和海鹽（如果有）並攪拌均勻。

5 立即享用。

* 用溫水至熱水澈底洗淨蘑菇。不要使用黏稠或腐爛的蘑菇，這是氧化和老化的跡象。

補充說明

- 當你在療癒高湯和水之間選擇時，請記住，高湯的味道更濃郁。不要購買市售的蔬菜高湯塊，因為很難找到不含油、鹽、天然香料和／或其他添加劑的種類。為方便起見，你可以提前製作一些療癒高湯冷凍備用（倒入冰塊盒，方便日後解凍），以備不時之需，就像這份食譜一樣。

- 雖然高品質海鹽或岩鹽是田園風味醬中自選的配料，但無鹽配方療癒效果更好。隨著時間推移，你可能會想減少或排除鹽分的攝取。

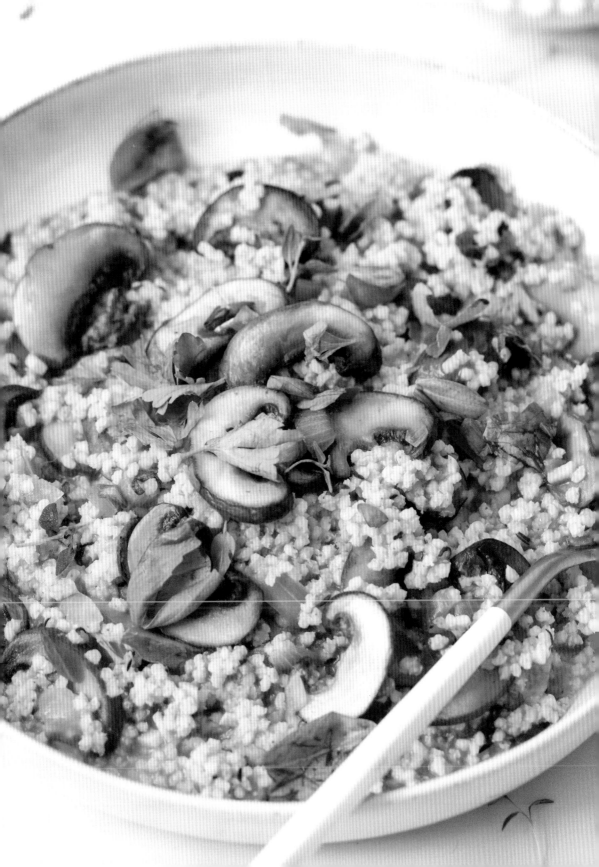

70

經典卡邦尼義大利麵

2-4 人份

這份美味的經典義大利麵，保證讓你心滿意足！現在市面上有許多健康種類的義大利麵可供選擇，你可以搭配以健康食材製成的美味醬汁，例如這款卡邦尼醬汁，如果你是義大利麵食的愛好者，你終於不必取捨了！

4 杯切碎馬鈴薯

4 杯花椰菜小花

12 盎司無麩質、無玉米義大利麵

2 湯匙洋蔥粉

2 茶匙大蒜粉

半茶匙辣椒粉

半茶匙碎檸檬皮

2 湯匙鮮榨檸檬汁

¼ 至半茶匙海鹽（自選）

1 杯新鮮或冷凍豌豆（自選）

8 至 10 片茄子培根，切碎（食譜第134 頁）

3 湯匙新鮮歐芹，切碎

1 將蒸籠放在中型鍋上，加入大約 3 英吋的水，放上馬鈴薯，蓋上蓋子蒸大約 10 分鐘。放入花椰菜，繼續蒸 8 至 10 分鐘，直到馬鈴薯和花椰菜變軟。

2 在蒸蔬菜的同時，按照包裝說明煮義大利麵。煮好後瀝乾水份，倒回鍋中備用。

3 一旦蔬菜變軟後，將它們和洋蔥粉、大蒜粉、辣椒粉、檸檬皮、檸檬汁和海鹽（如果有）一起放入食品處理機，攪拌至呈光滑狀。

4 如果加豌豆，先將豌豆蒸 3 到 5 分鐘，直到呈鮮綠色和變軟。

5 將醬汁倒在義大利麵上攪拌均勻。將豌豆（如果有）加入義大利麵，連同茄子片末和切碎的歐芹，攪拌至混合均勻。

6 將義大利麵分成 2 到 4 碗，立即享用。

補充說明

- 購買不含穀物的義大利麵，例如木薯、豌豆、扁豆或鷹嘴豆義大利麵。或者，用小米、藜麥或糙米等穀物製成的無麩質義大利麵。

- 雖然高品質海鹽或岩鹽是田園風味醬中自選的配料，但無鹽配方療癒效果更好。隨著時間推移，你可能會想減少或排除鹽分的攝取。

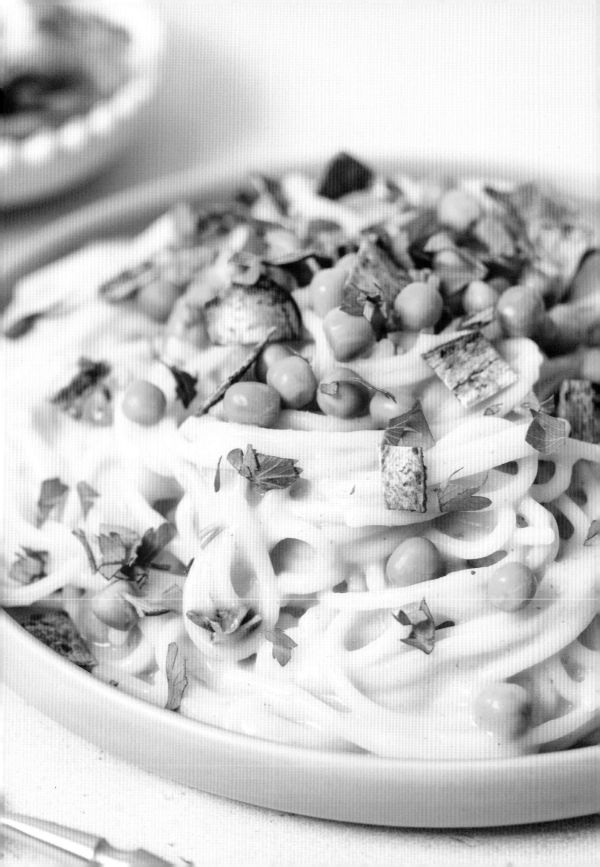

71

咖哩馬鈴薯青豆香菜拼盤

2 人份

馬鈴薯拼盤食譜可以隨心所欲製作。這份食譜利用咖哩香料的風味，將馬鈴薯、青豆、番茄和新鮮香菜混合，製成一道芳香令人飽足的菜餚。

半杯洋蔥丁

3 瓣大蒜，切碎

2 茶匙咖哩粉

1 茶匙孜然籽或孜然粉

1 茶匙香菜粉

¼ 至半茶匙辣椒粉或卡宴辣椒粉

¼ 茶匙薑黃粉

4 杯馬鈴薯丁

¼ 杯番茄丁

1 杯水

1 茶匙生蜂蜜

1 杯新鮮或解凍冷凍豌豆

¼ 杯香菜葉，切碎，外加一些食用前加入

卡宴或紅辣椒片，裝飾用

1 湯匙鮮榨檸檬汁，食用前加入

1 將陶瓷不沾鍋以中高溫加熱，放入洋蔥拌炒 3 到 5 分鐘直到變軟。如果需要，可以加一點水預防沾鍋。

2 將大蒜、咖哩粉、孜然、香菜、辣椒粉或卡宴辣椒粉和薑黃加入鍋中。再煮 1 到 2 分鐘，直到香料的香氣出來。

3 將馬鈴薯、番茄和水加入鍋中，攪拌至混合均勻，然後蓋上蓋子，轉小火，燉煮 10 到 15 分鐘，直到馬鈴薯變軟。

4 加入生蜂蜜、青豆和香菜，再煮 3 到 5 分鐘，直到豌豆變軟。

5 將馬鈴薯泥分裝在兩個碗裡，在上面放上卡宴辣椒或紅辣椒片，擠一點檸檬汁，放上更多香菜，即可享用。

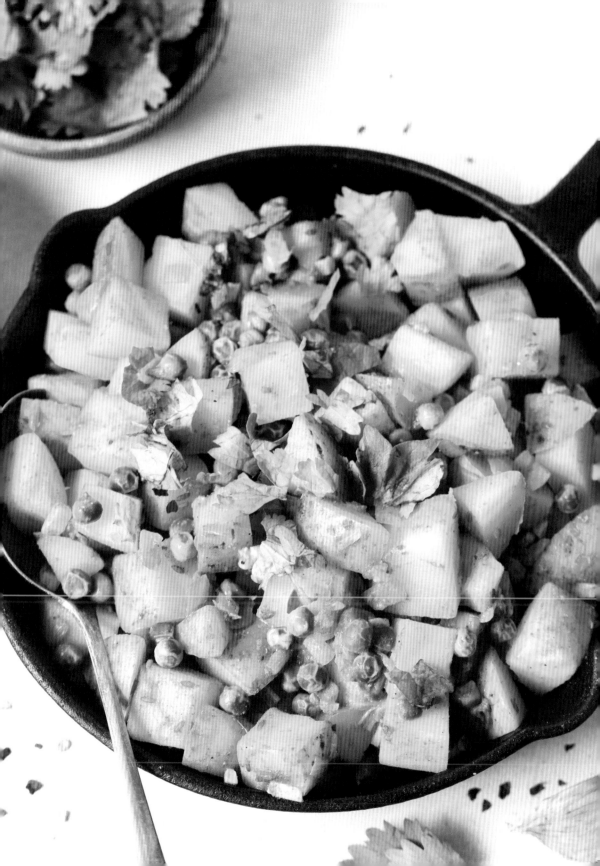

72

黑豆馬鈴薯軟塔可

2 人份

塞滿莎莎醬、炒黑豆和甜椒，再加上新鮮的香菜和青蔥，這款塔可餅肯定會大受歡迎！它的餅皮由馬鈴薯製成，是傳統塔可的完美療癒替代美食。

塔可脆皮

2 杯黃金馬鈴薯，切碎

半茶匙大蒜粉

半茶匙洋蔥粉

1 茶匙純楓糖漿

餡料

半杯煮熟黑豆

半茶匙大蒜粉

半茶匙洋蔥粉

¼ 茶匙墨西哥辣椒粉

1 湯匙番茄醬

1 茶匙鮮榨萊姆汁

1 杯紅色、黃色或橙色甜椒，切成薄片

2 至 3 湯匙新鮮香菜葉，食用前加入

1 至 2 湯匙碎青蔥，食用前加入

莎莎醬

1 杯番茄，切丁

¼ 杯紅、黃或白洋蔥，切碎

¼ 杯香菜葉，切碎

1 湯匙鮮榨萊姆汁

半片蒜瓣，切碎

1 茶匙自選紅辣椒切碎

半茶匙孜然粉（自選）

1 烤箱預熱至 200℃。

2 將蒸籠放在中型鍋上，加入大約 3 英吋的水，放上馬鈴薯，蓋上蓋子，當水煮開後，大約再蒸 20 至 25 分鐘，直到馬鈴薯變軟。將蒸好的馬鈴薯放入食物處理機中，加入大蒜粉、洋蔥粉和楓糖漿，攪拌至平滑狀。

3 在烤盤上鋪上烘焙紙，用勺子舀出馬鈴薯混合物，做成 3 或 4 個麵團。用濕抹刀將每個麵團，製成 3 或 4 個迷你塔可餅。放入烤箱烘烤 15 到 20 分鐘，直到呈現淺棕色。取出後用抹刀輕拍，將烘焙紙放在砧板上，輕輕剝開。將烤好的塔可皮先放一邊備用。

4 將煮熟的黑豆、大蒜粉、洋蔥粉、墨西哥辣椒粉、番茄醬和萊姆汁倒入小平底鍋，用中低火煮 3 到 5 分鐘，直到豆子變軟。如果混合物沾在鍋上，這時可加一點水。

5 製做莎莎醬，將所有配料放在小碗攪拌均勻。

6 用甜椒、黑豆、莎莎醬、香菜和青蔥填滿塔可皮後，即可享用。

- 尋找只含有番茄而不含其他成分（如鹽或檸檬酸）的番茄醬。

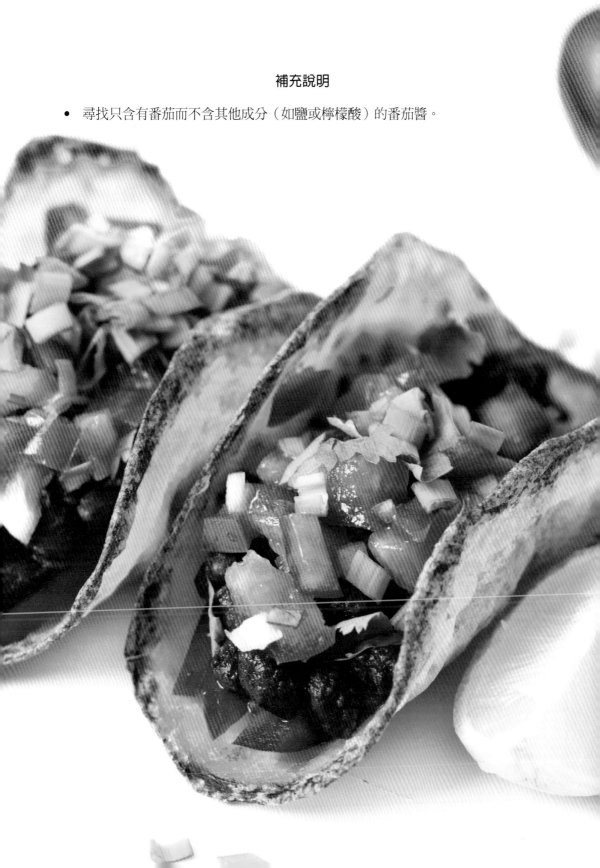

73

越南河粉

4 人份

　　這份越南河粉光是香氣就很吸引人：烘焙過的香料、烤洋蔥、大蒜和生薑、新鮮的香草、香菇、櫛瓜或馬鈴薯麵條放在鮮美的高湯中，最後加入萊姆汁和切碎的辣椒。如果你喜歡美味的湯品，這份食譜正合你意！它是一份很棒的點心或輕食。

高湯

2 顆中型洋蔥，去皮，切成 1 英吋的圓形厚片

1 至 2 塊 2 英吋生薑，縱向切成兩半

5 瓣大蒜

2 至 3 根肉桂棒

2 莢八角

5 至 6 個豆蔻莢

1 湯匙香菜籽

1 茶匙茴香籽

半茶匙丁香粒

8 杯療癒高湯（食譜第 84 頁）

2 杯新鮮香菇，將梗分開，切成薄片 *

1 茶匙大西洋紅藻片

2 湯匙椰子糖

半茶匙海鹽（自選）

1 條櫛瓜或 3 至 4 顆馬鈴薯

2 至 3 湯匙鮮榨萊姆汁，或視情況增量

食用前

¼ 杯粗切新鮮薄荷葉

¼ 杯粗碎新鮮香菜葉

¼ 杯粗碎新鮮泰國羅勒或甜羅勒

1 到 2 茶匙紅辣椒，切碎

4 片楔形萊姆片

1 預熱火烤爐，並在烤盤上鋪上烘焙紙。將洋蔥、生薑和大蒜平鋪在烤盤上，放入火烤爐最上層，烘烤至呈棕色，大約 4 到 8 分鐘，小心不要烤焦。

2 將深鍋以中高火加熱，放入肉桂棒、八角、小豆蔻莢、香菜籽、茴香籽和丁香，拌炒 30 秒。加入烤洋蔥、生薑和大蒜，以及療癒高湯、香菇梗、大西洋紅藻片、椰子糖和海鹽（如果有），攪拌至混合均勻，然後用小火燉，蓋上蓋子，燜煮 2 到 6 小時。高湯煮的時間越長，味道就越好。

3 準備麵條：切除櫛瓜末端或馬鈴薯兩端，使用螺旋器製作麵條。

4 當高湯煮好後，將蔬菜、香草和香料濾出。

5 將切好的香菇放入高湯中。如果使用馬鈴薯麵條，這時也一起加入，再煮 5 到 6 分鐘，直到香菇和馬鈴薯麵條變軟。最後加入萊姆汁，關火。

6 將煮熟的馬鈴薯麵條或櫛瓜麵條分裝在碗中，倒入高湯，上面放薄荷、香菜、
羅勒、切碎的辣椒和一塊萊姆片。即可享用！

＊用溫水至熱水澈底洗淨香菇。不要使用黏稠或腐爛的香菇，這是氧化和老化的跡象。

補充說明

- 雖然高品質海鹽或岩鹽是田園風味醬中自選的配料，但無鹽配方療癒效果越
  好。隨著時間推移，你可能會想減少或排除鹽分的攝取。

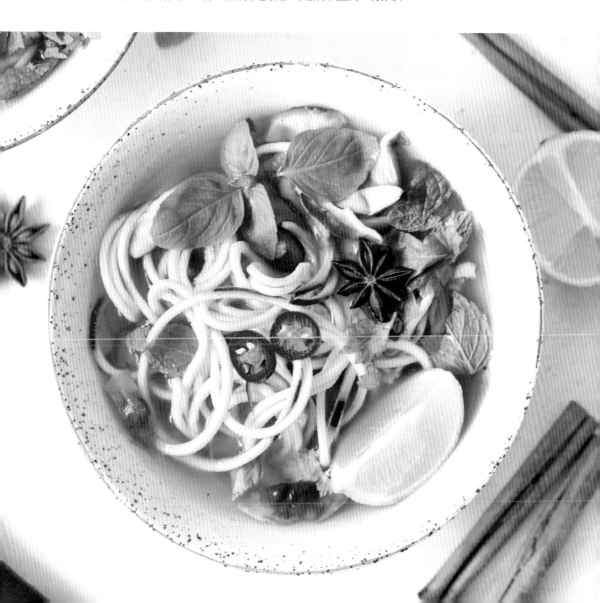

74

義大利粗管麵

4 人份

這款無脂、無穀物、無乳製品的義大利麵，香濃美味，一定會收服你的味蕾！烤櫛瓜取代義大利麵皮，裡面塞滿濃郁的馬鈴薯泥，搭配美味的番茄和香草醬，最後放上一團烤馬鈴薯泥。

3 至 4 條櫛瓜

馬鈴薯泥
3 杯馬鈴薯，切碎
1 杯胡蘿蔔，切碎
1 湯匙洋蔥粉
2 茶匙大蒜粉
1 茶匙辣椒粉
2 茶匙乾燥奧勒岡或羅勒
1 湯匙鮮榨檸檬汁

番茄醬
¼ 杯黃洋蔥，切碎
3 瓣大蒜，切碎
1 湯匙番茄醬
2 杯罐裝碎番茄或切丁番茄或 900 公克新鮮李子或小番茄，大致切碎
1 茶匙乾燥奧勒岡
1 茶匙乾燥百里香
半茶匙紅辣椒片
¼ 杯羅勒葉，備用

1 將蒸籠放在中型鍋上，加入大約 3 英吋的水，放上馬鈴薯和胡蘿蔔，蓋上蓋子，蒸 15 至 20 分鐘，直到變軟。將蒸好的馬鈴薯和胡蘿蔔放入食物處理機中，加入大蒜粉、洋蔥粉、辣椒粉、奧勒岡或羅勒和檸檬汁，攪拌至呈柔滑狀。如果馬鈴薯泥非常水，請將其倒入碗中，用乾淨的廚房毛巾輕輕蓋住，放在室溫下 1 至 2 小時使其變稠。

2 準備醬汁：將陶瓷不沾鍋以中高溫下加熱。放入洋蔥拌炒，直到變軟，大約 5 到 8 分鐘。如果需要，可以加一點水以防止黏鍋。之後放入大蒜和番茄醬，繼續煮 1 到 2 分鐘，過程中要不斷攪拌，直到番茄醬焦糖化。加入番茄、乾燥奧勒岡、乾燥百里香和紅辣椒片，攪拌至混合均勻。轉小火，蓋上蓋子慢慢燉，偶爾攪拌，直到醬汁變稠，大約 30 到 40 分鐘，關火備用。如果你想要柔滑的醬汁，你可以醬汁倒入調理機或食品處理機中，攪拌至呈光滑狀。

3 烤箱預熱至 200℃。

4 準備櫛瓜捲：使用 Y 形蔬菜削皮器或蔬菜切片機切出細而寬的櫛瓜片。用紙巾按壓櫛瓜片以去除多餘的水分。

5 在砧板上排列三條櫛瓜片，稍微重疊。將一大湯匙馬鈴薯泥放在一端並緊緊捲起。靜置一旁，重複以上步驟，製作大約 10 到 12 份義大利粗管麵。

6 將番茄醬平鋪在大烤盤的底部。把義大利粗管麵放在番茄醬裡；上層淋上一些剩餘的馬鈴薯泥。

7 放入烤箱，烘烤 25 到 30 分鐘，直到邊緣起泡，表面呈金黃色。烤好後取出冷卻 5 分鐘；用羅勒葉裝飾，即可享用。

補充說明

- 如果你喜歡較硬的乳酪口感，讓粗管麵冷卻 5 分鐘以上，這樣馬鈴薯泥會變得更硬。不管怎樣，這兩種口感都很好吃！

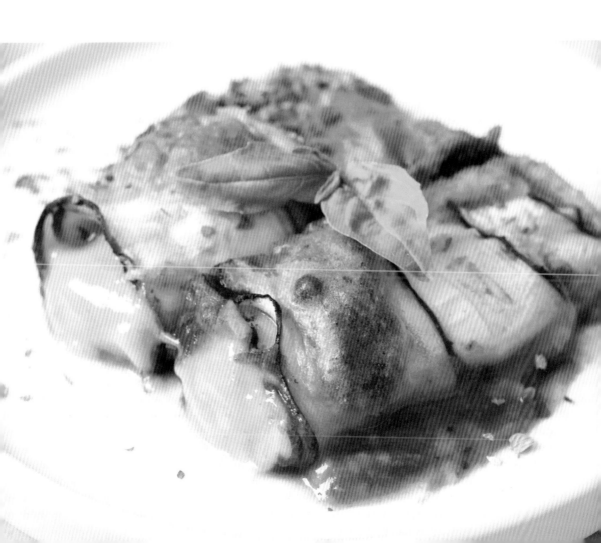

75

香辣薯條

這份薯條酥脆可口，且不使用任何油。要製作這份食譜，你需要在前一天準備馬鈴薯，並將它們放在冰箱隔夜，這會是一個完美的食譜，將剩餘的蒸馬鈴薯用完，或者每週準備一些，方便日後準備餐點。你可以搭配燒烤醬或番茄醬甚至是兩者，讓自己好好享受這份美味的薯條！

1800 公克馬鈴薯，大致切碎

1 湯匙洋蔥粉

2 茶匙大蒜粉

1 茶匙辣椒粉

1 茶匙乾燥百里香或奧勒岡

番茄醬（食譜第 104 頁；自選）

燒烤醬（自選）

烤肉醬

180 公克番茄醬

⅓ 杯蘋果汁

¼ 杯純楓糖漿或生蜂蜜

2 湯匙鮮榨檸檬汁

1 茶匙大蒜粉

1 茶匙洋蔥粉

半茶匙墨西哥辣椒粉

¼ 茶匙辣椒粉

半茶匙芥末粉

1 將蒸籠放在中型鍋上，加入大約 3 英吋的水，放上馬鈴薯，蓋上蓋子，蒸 15 至 18 分鐘，直到變軟。將蒸好的馬鈴薯靜置待涼，然後倒入大碗或鍋中。

2 在馬鈴薯中加入洋蔥粉、大蒜粉、辣椒粉和百里香或奧勒岡，用馬鈴薯搗碎機搗碎，直到呈光滑狀；可以有一些較大的塊狀。

3 將混合物移到一個或兩個方形或長形容器中，倒入混合物並向下壓平，直至均勻分佈至約 1 英吋厚。無需加蓋，放置室溫下靜待完全冷卻；然後蓋上蓋子冷藏一夜。

4 第二天，將烤箱預熱至 220℃，在大烤盤上鋪上烘焙紙。

5 將容器倒置到砧板上。如果馬鈴薯泥磚沒有鬆動，請輕敲幾次。將馬鈴薯泥磚切成厚實的薯條放到烤盤上，每個薯條間留一點空間。烘烤 40 分鐘，翻轉一下，然後再烘烤 20 到 30 分鐘，直到薯條呈褐色變酥脆。

6 將所有配料攪拌均勻，製成燒烤醬。將薯條搭配醬汁或番茄醬，立即享用！

補充說明

- 馬鈴薯是一種療癒食物，用途非常廣泛。你可以一次蒸多一點備用，這樣在未來幾天或幾週，你都可以利用它們來製作沙拉或拼盤、湯品、薯條，或任何其他安東尼的食譜。

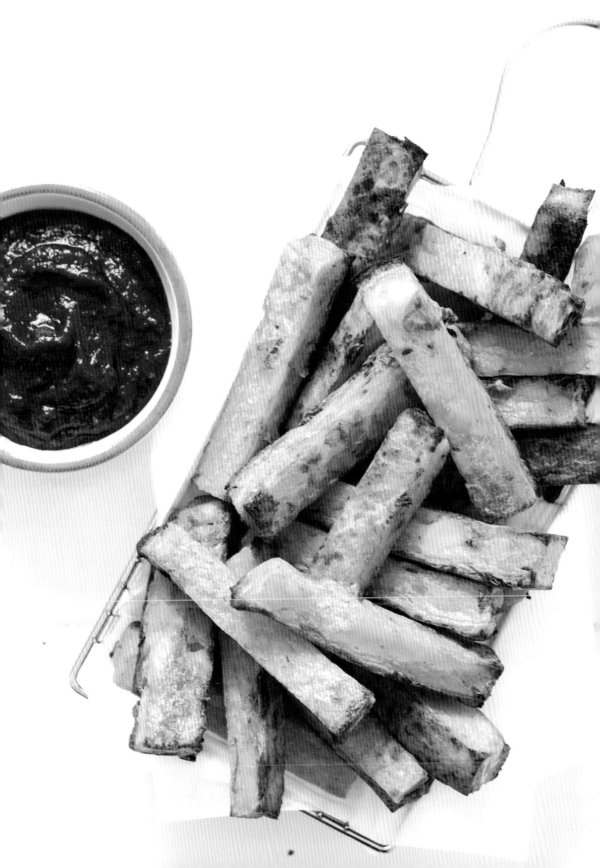

76

蘑菇馬鈴薯捲

2 人份

　　蘑菇愛好者肯定會喜歡這份食譜，因為全都是明星食材。炒蘑菇、洋蔥、香料和香草包裹在馬鈴薯捲中。你可以用刀叉享受這份食譜，或者用手拿像墨西哥捲餅一樣直接吃。

馬鈴薯捲餅

4 杯黃金馬鈴薯，切碎

1 茶匙大蒜粉

1 茶匙洋蔥粉

2 茶匙純楓糖漿

餡料

半杯任何顏色洋蔥，切成薄片

4 杯蘑菇 *，切成薄片

半茶匙辣椒粉

半茶匙大蒜粉

¼ 茶匙紅辣椒片或卡宴辣椒粉

1 茶匙新鮮百里香或半茶匙乾燥百里香

1 茶匙新鮮迷迭香切碎或半茶匙乾燥迷迭香

1 茶匙新鮮歐芹，切碎

1 湯匙鮮榨檸檬汁

1　烤箱預熱至 200℃。

2　製作捲餅：將蒸籠放在中型鍋上，加入大約 3 英吋的水，放上馬鈴薯，蓋上蓋子，蒸 20 至 25 分鐘，直到變軟。將蒸好的馬鈴薯放入食物處理機，加入大蒜粉、1 湯匙鮮榨檸檬汁、洋蔥粉和楓糖漿，攪拌至呈光滑狀。

3　在烤盤上鋪上烘焙紙。用勺子舀出馬鈴薯混合物，分成 2 個麵團，用濕抹刀將每個麵團抹平，製成 2 個捲餅皮。烘烤 15 到 20 分鐘，直到呈淺褐色。取出並用抹刀輕拍，靜置完全冷卻；然後將烘焙紙倒置在乾淨的工作檯或砧板上，輕輕撕下烘焙紙。

4　製作餡料：將陶瓷不沾鍋以中高溫加熱。放入洋蔥，拌炒 3 到 5 分鐘直到變軟，轉小火，加入蘑菇、辣椒粉、大蒜粉、紅辣椒片、百里香和迷迭香。再煮 10 到 15 分鐘，過程中偶爾攪拌一下，直到蘑菇變軟呈褐色，最後加入歐芹和檸檬汁。

5　將蘑菇餡包入捲餅，輕輕折疊起來，即可享用。

＊ 用溫水至熱水澈底洗淨蘑菇。不要使用黏稠或腐爛的蘑菇，這是氧化和老化的跡象。

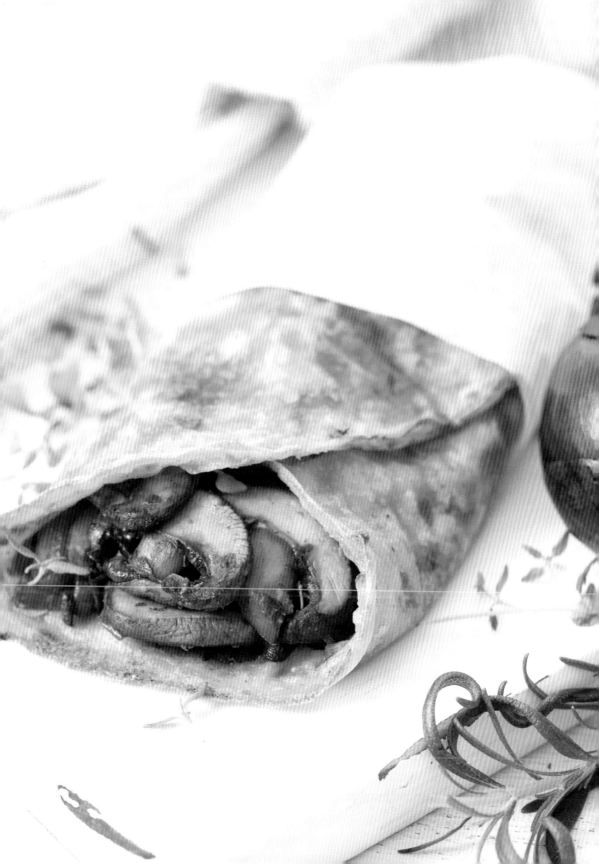

小米蔬食堡

77

4 人份

酥脆爽口的捲心萵苣「漢堡包」，塞滿美味的漢堡餡、番茄和洋蔥片，以及簡單自製的番茄醬。對於喜歡傳統漢堡的人而言，這些餡餅和配料也可以搭配無麩質漢堡包。

¼ 杯洋蔥，切碎

1 瓣大蒜，切碎

¼ 杯曬乾番茄（無油無鹽），切碎

1 杯小米

2 杯療癒高湯（食譜第 84 頁）或水

1 茶匙乾燥義大利香草，如百里香、奧勒岡和／或羅勒

半茶匙辣椒粉

2 湯匙馬鈴薯澱粉

2 顆大型結球萵苣

¼ 杯番茄醬（食譜第 104 頁）

半杯番茄，切成薄片

⅓ 杯洋蔥，切成薄片

1. 將小型平底鍋以中高溫加熱。放入洋蔥，拌炒 3 到 5 分鐘，直到呈半透明狀。加入大蒜和曬乾番茄，繼續煮 1 到 2 分鐘，轉小火，加入小米、高湯或水、香草和辣椒粉攪拌，蓋上蓋子燉 10 到 12 分鐘，直到小米煮熟。關火，靜置一旁待完全冷卻。

2. 將混合物放入大碗中，加入馬鈴薯澱粉。用馬鈴薯搗碎機搗碎幾次，直至完全融合，形成麵團。將手打濕，把混合物分成 4 個大餡餅。

3. 將陶瓷不沾鍋以中高溫加熱。放入餡餅，每面煎 4 到 5 分鐘，直到呈褐色。

4. 從結球萵苣的邊緣切出 8 個大圓形，製作漢堡「麵包」，上面放上小米內餡、番茄醬、番茄、洋蔥，最後蓋上另一個漢堡麵包。重複以上步驟完成蔬食堡後，立即享用。

補充說明

- 當你在療癒高湯和水之間選擇時，請記住，高湯的味道更濃郁。不要購買市售的蔬菜高湯塊，因為很難找到不含油、鹽、天然香料和／或其他添加劑的種類。

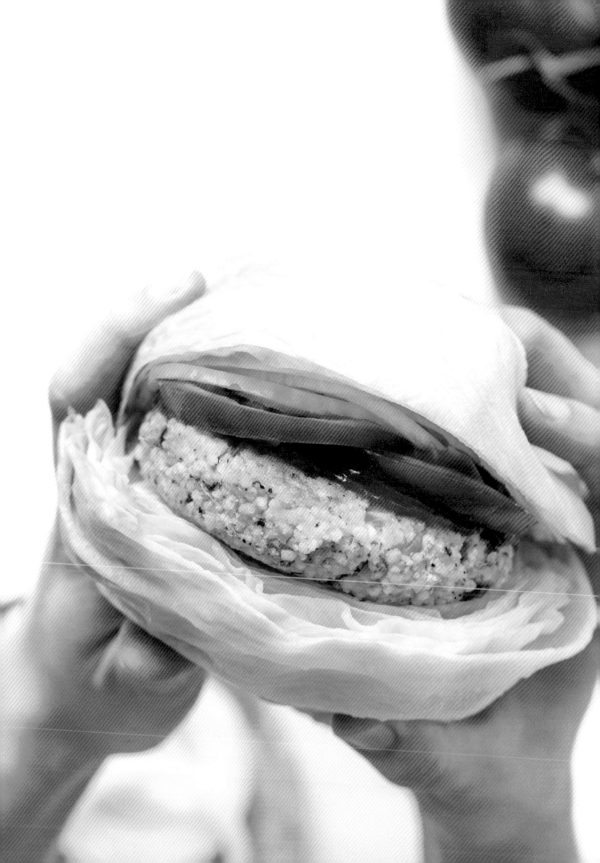

78

美味烤蔬果串

3 人份

享受這些又甜又鹹的烤蔬果串有三種方式：生吃、脫水或烘烤。配上又甜又鹹的醬料，這些烤蔬果串可作為零食、配菜或點心，與家人和朋友在家中或野餐，燒烤或後院聚會時，都是很棒的體驗。

8 至 12 根木串

2 杯洋菇 *

2 杯鳳梨，去皮切碎

2 杯小番茄

1 根小型櫛瓜，切碎

1 顆紅色、橙色或黃色甜椒，大致切碎

1 顆紅色、白色或黃色洋蔥，大致切碎

醃料

2 湯匙番茄醬

半杯柳橙汁或鳳梨汁（最好是鮮榨）

1 湯匙鮮榨檸檬汁

1 湯匙生蜂蜜

1 茶匙洋蔥粉

半茶匙大蒜粉

半茶匙辣椒粉

半茶匙大西洋紅藻片

半茶匙乾燥百里香

¼ 茶匙墨西哥辣椒粉（自選）

1 將木串浸泡在水中 15 到 30 分鐘（如果是製作生蔬果串，請略過此步驟）。

2 把切碎的蔬果串配料串在木串上，放在容器或烤盤上。靜置備用。

3 把所有的醃料放入小碗，攪拌均勻直到呈光滑狀。用醃料刷滿每一根蔬果串。醃漬至少 3 小時，最好是隔夜。

4 如果是製作生食串，直接可食，或在以 46℃ 低溫脫水 2 至 3 小時。

5 如果是烘烤，將烤箱預熱至 200℃，然後將蔬果串放在烤盤上。烘烤 10 到 12 分鐘，直到蔬菜變軟。即可食用。

* 用溫水至熱水澈底洗淨洋菇。不要使用黏稠或腐爛的洋菇，這是氧化和老化的跡象。

補充說明

- 尋找只含有番茄而不含其他成分（如鹽或檸檬酸）的番茄醬。

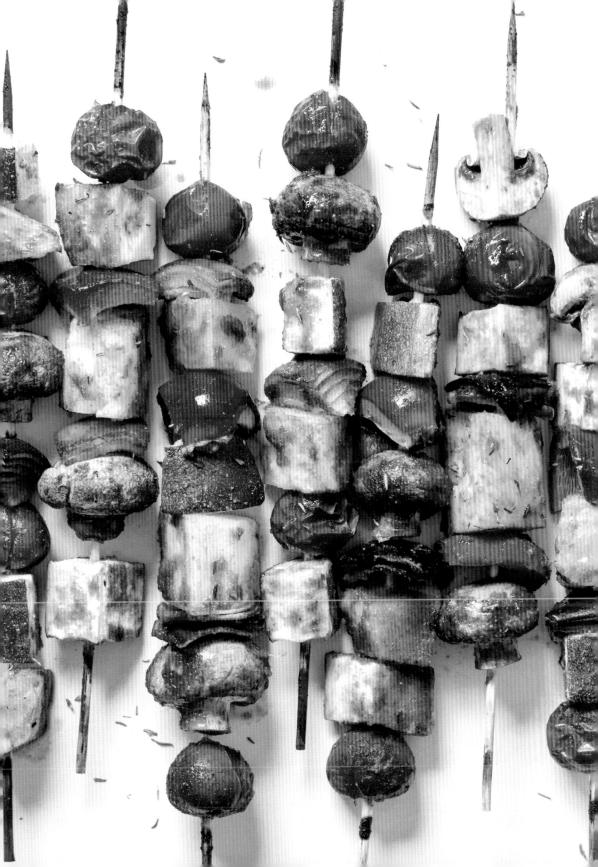

79

咖哩薯條

1 份

這份薯條既有趣又好吃！是取代一般薯條的絕佳選擇，非常適合作為美味的點心或配菜。

1 顆大型赤褐色馬鈴薯
半湯匙辣椒粉（自選）
半湯匙洋蔥粉（自選）
半湯匙大蒜粉（自選）
半茶匙卡宴辣椒粉、辣椒粉或墨西哥辣椒粉（自選）
番茄醬（食譜第 104 頁；自選）

芥末（自選）
3 湯匙生蜂蜜
¾ 茶匙芥末粉
2 湯匙鮮榨檸檬汁
⅛ 茶匙薑黃粉

1 烤箱預熱至 220℃，在兩張烤盤上鋪上烘焙紙。

2 用螺旋削果機將馬鈴薯削成絲狀，放入大碗。用剪刀將馬鈴薯絲剪成 15 到 20 公分長，以方便均勻加熱且不會捲在一起。

3 將自選的香料加到馬鈴薯絲中，攪拌均勻。

4 將薯條均勻鋪在備好的烤盤上，不要太擠，保留一些空間，烘烤 15 分鐘；然後從烤箱中取出烤盤，翻轉並重新排列薯條，使尚未酥脆的薯條有更多空間加熱。放入烤箱再烤 10 到 15 分鐘，每隔幾分鐘一定要攪拌一次，然後取出已經酥脆的薯條。過程中要留意薯條，因為很容易燒焦！

5 或者，你可以用氣炸鍋，以 200℃ 高溫製作 10 到 15 分鐘，每 5 分鐘攪拌一次。

6 製作番茄醬，做好後靜置一旁。

7 製作芥末：將所有芥末配料放入小碗，攪拌均勻，靜置一旁。

8 薯條做好後，搭配番茄醬和芥末（如果有），立即享用。

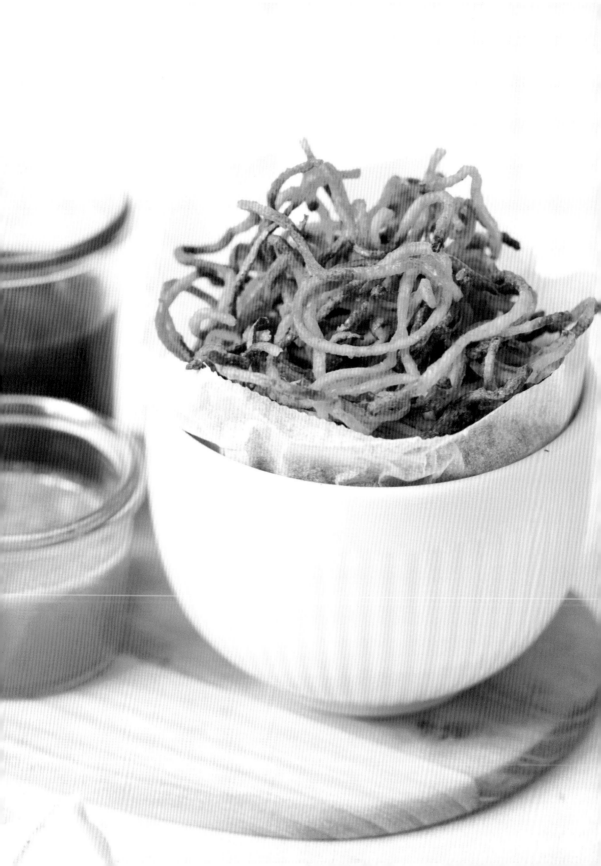

80

通心麵

4 人份

傳統的起司通心麵是受人歡迎的療心美食，但對我們的健康不利。如果你正在努力治癒或重視養生保健，你可以試試這個版本，它不含脂肪、不含乳製品且不含麩質。它沒有傳統通心麵和起司的缺點，但仍然保有柔滑和撫慰人心的特性。

2 顆中型馬鈴薯，切丁

1 顆中型胡蘿蔔，切丁

1 湯匙洋蔥粉

1 茶匙大蒜粉

半茶匙辣椒粉

1 茶匙乾燥奧勒岡

半茶匙薑黃粉

1 湯匙鮮榨檸檬汁

⅓ 杯療癒高湯（食譜第 84 頁）或水

360 公克無麩質、無玉米義大利麵

2 湯匙新鮮歐芹葉，切碎（自選）

1 到 2 茶匙紅辣椒片（自選）

1　將蒸籠放在中型鍋上，加入大約 3 英吋的水，放上馬鈴薯和胡蘿蔔，蓋上蓋子，蒸 10 至 15 分鐘，直到變軟。將蒸好的馬鈴薯和胡蘿蔔放入食物處理機，加入大蒜粉、洋蔥粉、辣椒、奧勒岡、薑黃、檸檬汁和療癒高湯或水。攪拌至呈光滑狀。

2　在蒸蔬菜的同時，按照包裝說明烹煮義大利麵。煮熟後瀝乾水份，放回鍋中。

3　將醬汁倒在義大利麵上，攪拌均勻。如果需要，用小火加熱，即可享用。上桌前可用切碎的歐芹和紅辣椒片（如果有）裝飾。

補充說明

- 當你在療癒高湯和水之間選擇時，請記住，高湯的味道更濃郁。不要購買市售的蔬菜高湯塊，因為很難找到不含油、鹽、天然香料和／或其他添加劑的種類。

- 購買不含穀物的義大利麵，例如木薯、豌豆、扁豆或鷹嘴豆義大利麵。或者，用小米、藜麥或糙米等穀物製成的無麩質義大利麵。另外，要確保你的義大利麵不含玉米或蛋。

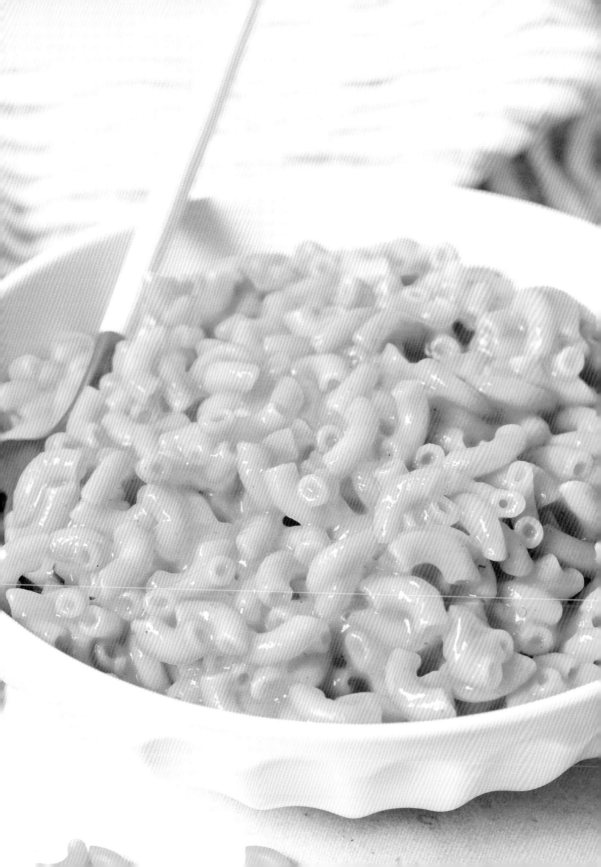

81

蔥煎餅

2-3 人份

這些蔥煎餅既美味又多樣化。使用馬鈴薯粉和無穀物木薯粉來取代含麩質且會餵養病原體的一般麵粉，在過程中不使用任何油脂。

900 公克馬鈴薯，去皮切碎

½ 至 ¾ 杯木薯粉

1 杯青蔥，切碎

¼ 茶匙海鹽（自選）

¼ 茶匙五香粉（自選）

沾醬

3 湯匙純楓糖漿

2 湯匙半鮮榨檸檬汁

半茶匙大蒜粉

半茶匙辣椒粉，或依喜好調味

1 茶匙青蔥，切碎，上桌前使用（自選）

1. 將蒸籠放在中型鍋上，加入大約 3 英吋的水，放上馬鈴薯，蓋上蓋子，蒸 20 至 25 分鐘，直到變軟。將蒸好的馬鈴薯取出放入大碗中。

2. 用馬鈴薯搗碎機將馬鈴薯搗碎至呈光滑無結塊。然後加入木薯粉，揉成軟麵團，並根據需要加入更多麵粉，直到麵團不黏手。

3. 加入蔥、海鹽（如果有）和五香粉（如果有），揉捏直至香料完全融入麵團。

4. 將麵團分成三份，揉成三個球型麵團。將每個麵團放在兩張烘焙紙之間， 成大張圓餅。將大型陶瓷不沾鍋以高溫加熱後，一次放入一個煎餅，每面煎 4 到 6 分鐘，直到表面呈褐色，重複以上過程，完成三個煎餅。

5. 製作醬汁：請將所有配料攪拌在一起，直到完全混合。將煎餅切成楔形，搭配沾醬和切碎的蔥，立即享用。

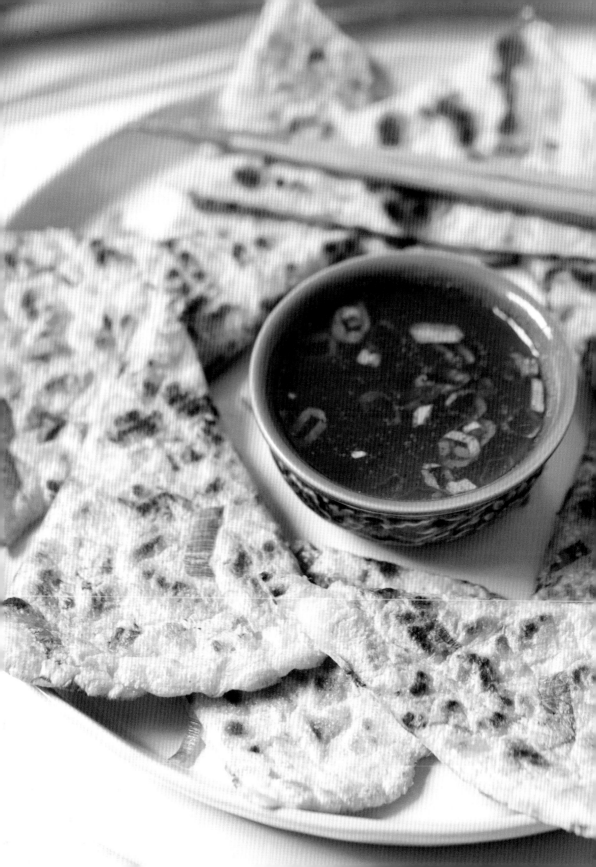

82

扁豆牧羊人餡餅

6 人份

　　這份樸實而豐盛的扁豆牧羊人派是家庭聚餐時完美的佳餚。扁豆、蔬菜和香草配上烤至金黃色的香濃馬鈴薯泥，也很適合將冰箱的剩菜做成佳餚呢！

餡料

1 顆中型黃洋蔥，切丁

2 瓣大蒜，切碎

2 根芹菜莖，切丁

2 到 3 根中型胡蘿蔔，切丁

1 杯半生的棕色或綠色小扁豆，洗淨（可以 900 公克碎蘑菇 * 取代）

4 杯療癒高湯（食譜第 84 頁）或水（如果使用蘑菇，則省略）

3 湯匙番茄醬

1 湯匙新鮮百里香或 1 茶匙乾燥百里香

1 湯匙切碎新鮮迷迭香或 1 茶匙乾燥迷迭香

2 茶匙洋蔥粉

1 茶匙大蒜粉

半茶匙辣椒粉

半杯新鮮或解凍的冷凍豌豆

新鮮百里香小枝，用於裝飾（自選）

馬鈴薯泥

約 1350 公克黃金馬鈴薯

少許肉豆蔻粉（自選）

2 至 3 湯匙無糖杏仁奶或水（自選）

1 將蒸籠放在中型鍋上，加入大約 3 英吋的水，放上馬鈴薯，蓋上蓋子，蒸 30 至 45 分鐘，直到變軟。將蒸好的馬鈴薯取出放入大碗中，加入肉豆蔻（如果有），並使用馬鈴薯搗碎機搗碎至呈光滑狀。根據需要，加入幾湯匙無糖杏仁奶或水。做好後，稍微蓋一下蓋子，靜置一邊。

2 在蒸馬鈴薯的同時，將烤箱預熱至 200°C。

3 將大平底鍋以中高溫加熱，放入洋蔥炒至半透明，大約 3 至 5 分鐘。如果洋蔥沾鍋，這時可加一點水。之後加入大蒜、芹菜和胡蘿蔔，再煮 5 分鐘，直到呈淺褐色後，加入小扁豆、療癒高湯、番茄醬、百里香、迷迭香、洋蔥粉、大蒜粉和辣椒粉，蓋上蓋子燜煮 30 到 35 分鐘，直到小扁豆變軟。在關火前最後 5 分鐘加入豌豆。

4 如果用蘑菇代替小扁豆，將蘑菇與番茄醬、百里香、迷迭香、洋蔥粉、大蒜粉和辣椒粉一起放入鍋中，煮至軟嫩且焦糖化，大約 15 至 20 分鐘，在關火前最後 5 分鐘加入豌豆。

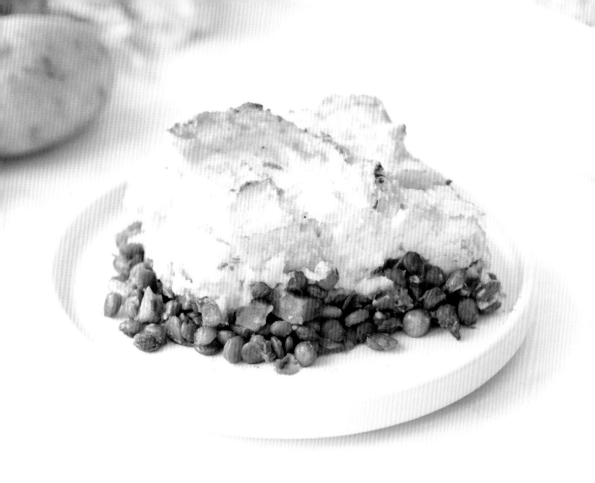

5 將餡料倒入一個大約 25×16 公分的烤盤或同等大小的烤盤，上面放上馬鈴薯泥。用勺子或叉子將表面抹平。

6 烘烤 10 到 15 分鐘或直到馬鈴薯泥呈淺褐色。烤好後，從烤箱中取出並冷卻 10 到 15 分鐘。如果需要，可以用幾枝百里香裝飾，即可享用。

* 用溫水至熱水澈底洗淨蘑菇。不要使用黏稠或腐爛的蘑菇，這是氧化和老化的跡象。

補充說明

- 尋找只含有番茄而不含其他成分（如鹽或檸檬酸）的番茄醬。

- 當你在療癒高湯和水之間選擇時，請記住，高湯的味道更濃郁。不要購買市售的蔬菜高湯塊，因為很難找到不含油、鹽、天然香料和／或其他添加劑的種類。為方便起見，你可以提前製作一些療癒高湯冷凍備用（倒入冰塊盒，方便日後解凍），以備不時之需，就像這份食譜一樣。

83

墨西哥馬鈴薯拼盤

2-3 人份

這份可口的馬鈴薯墨西哥風味拼盤融合自製塔可調味料、新鮮香菜、墨西哥莎莎醬和香濃馬鈴薯醬，搭配炒馬鈴薯和／或地瓜，可當作一天中任何一餐的正餐享用。

6 杯馬鈴薯丁和／或地瓜

1 杯水

2 到 3 個楔形萊姆，上桌前使用

¼ 杯香菜葉，上桌前使用

塔可調味料

1 湯匙洋蔥粉

2 茶匙孜然粉

1 茶匙紅椒粉

1 茶匙大蒜粉

半茶匙辣椒粉

半茶匙紅辣椒片

1 茶匙乾燥奧勒岡

墨西哥莎莎醬

1 杯番茄丁

¼ 杯洋蔥，切碎（自選）

¼ 杯香菜葉，切碎

1 茶匙紅辣椒，切碎

半湯匙鮮榨萊姆汁

香濃馬鈴薯醬料（自選）

1 杯去皮切丁馬鈴薯

¼ 杯胡蘿蔔，去皮切碎

半湯匙鮮榨萊姆汁

2 茶匙洋蔥粉

1 茶匙大蒜粉

半茶匙辣椒粉

1 用一個小碗，將塔可醬料的所有配料混合均勻。

2 將陶瓷不沾鍋以中低火加熱。放入馬鈴薯、塔可調味料和水。蓋上蓋子燉煮大約 12 到 15 分鐘，直到馬鈴薯變軟。掀開鍋蓋，繼續烹煮，直到所有液體蒸發。

3 製作香濃馬鈴薯醬料：將蒸籠放在中型鍋上，加入大約 3 英吋的水，放上馬鈴薯丁，蓋上蓋子，蒸 10 至 12 分鐘，直到變軟。將蒸好的馬鈴薯取出放入食物處理機中，加入萊姆汁、大蒜粉、洋蔥粉和辣椒粉，攪拌至呈光滑狀。

4 製作墨西哥莎莎醬：將所有配料放入中碗，攪拌至完全混合。

5 上菜時，將香濃馬鈴薯醬淋在馬鈴薯上，然後放上墨西哥莎莎醬、香菜和萊姆片。即可享用！

補充說明

- 一種有趣的吃法是可在飲食中納入更多蔬菜，將它包入生菜葉，就像吃塔可餅一樣。

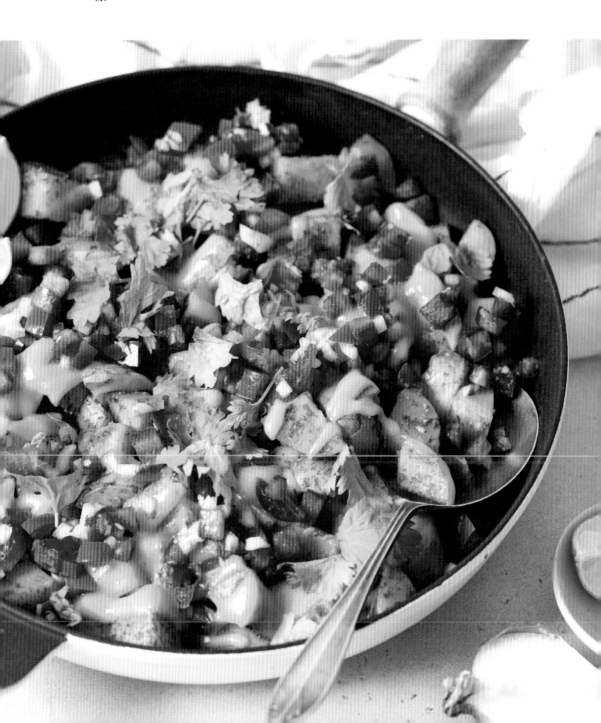

84

花椰菜櫛瓜佐田園沙拉醬

2 人份

清淡爽口，這道佳餚是任何正餐的美味配菜。新鮮的蒔蘿和歐芹為這份食譜增添意想不到的亮點。

1 顆大型綠花椰菜，切成小花

田園沙拉醬

3 杯新鮮櫛瓜，去皮切塊

3 湯匙鮮榨檸檬汁

1 湯匙半洋蔥粉

2 茶匙大蒜粉

1 湯匙半蒔蘿，切碎

1 湯匙半歐芹，切碎

1 將蒸籠放在中型鍋上，加入大約 3 英吋的水，放上綠花椰菜，蓋上蓋子，蒸 5 至 8 分鐘，直到呈青綠色變軟後，取出放入碗中。

2 製作田園沙拉醬，將櫛瓜、檸檬汁、洋蔥粉和大蒜粉放入調理機中，攪拌至呈光滑狀，加入蒔蘿和歐芹輕輕攪拌。

3 將沙拉醬淋在蒸熟的綠花椰菜上，即可享用。

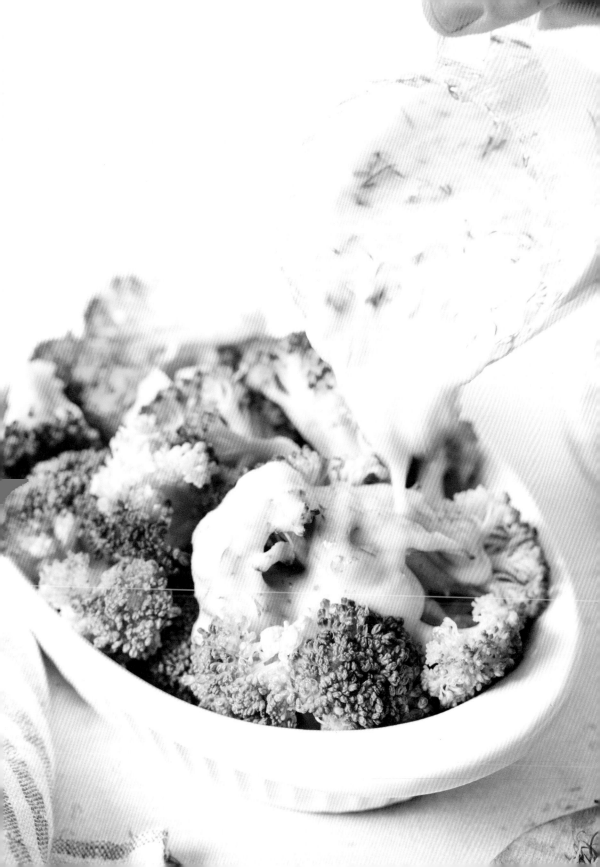

85

小米香草沙拉

2 人份

新鮮薄荷、香菜和歐芹為這道簡單的沙拉帶來多樣的風味。如果你手頭剛好有剩餘的小米，你就可以輕易製作這道美食。只要將配料剁碎、攪拌均勻，很快就可以做好一道美味的沙拉。

3 湯匙鮮榨萊姆或檸檬汁

2 湯匙生蜂蜜或純楓糖漿

1 茶匙大蒜粉

半茶匙紅辣椒片

2 杯小米（煮熟並冷卻）

1 杯香菜葉，大致切碎

1 杯歐芹葉，大致切碎

¼ 杯薄荷葉，切碎

1 杯番茄丁

1 杯小黃瓜丁

半杯芹菜，切成薄片

¼ 杯紅洋蔥、白洋蔥或黃洋蔥，切碎

2 湯匙青蔥，切碎

1 將萊姆或檸檬汁、生蜂蜜或楓糖漿、大蒜粉和紅辣椒片放入大碗中攪拌，直到完全混合。

2 將小米、香菜、歐芹、薄荷、番茄、小黃瓜、芹菜、洋蔥和青蔥加入大碗，輕輕攪拌，直至所有食材混合均勻，即可享用。

補充說明

- 如果你習慣另一種無麩質穀物，你也可以使用煮熟和冷卻的藜麥和／或糙米來製作這份食譜。（如果你的腸道很敏感，請留意藜麥容易刺激腸胃道內壁。）

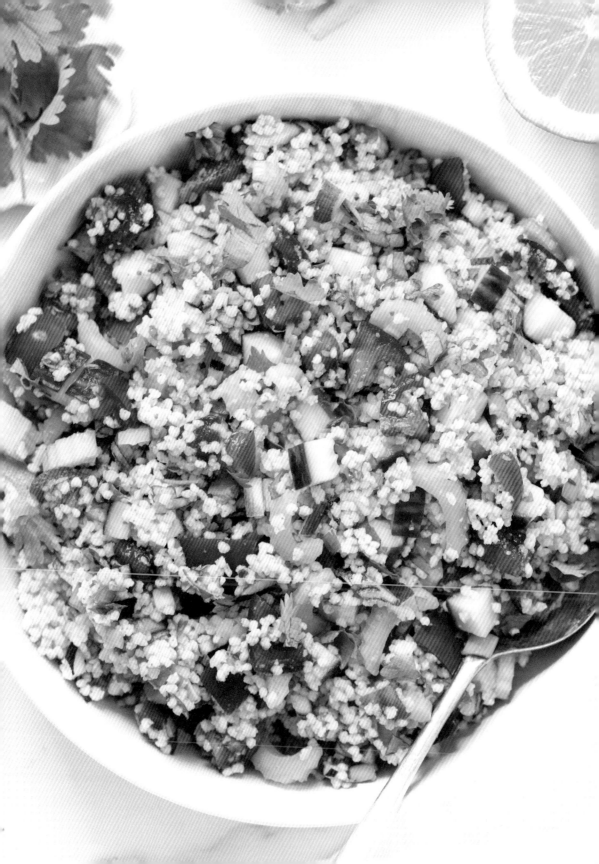

86

蘆筍壽司

2 人份

　　這份一口壽司不僅清淡美味，製作過程也很有趣。沾醬和芥末為你帶來更多風味並為你暖身！這是你可以盡情享用的壽司，沒有任何禁忌！

白花椰菜米
半顆白花椰菜（大約 6 杯花椰菜）

⅓ 杯洋蔥，切碎

3 瓣大蒜，切碎

餡料
6 根蘆筍，尾端切除

6 片海苔片

半杯櫻桃蘿蔔，切成薄片

6 根青蔥

半根小黃瓜，切絲

沾醬
半杯鮮榨柳橙汁

1 茶匙紅辣椒，切碎

1 茶匙大蒜，磨碎

1 茶匙生薑，磨碎

1 湯匙鮮榨萊姆汁

半湯匙生蜂蜜

半茶匙大西洋紅藻片（自選）

上桌前
1 茶匙芥末粉

2 至 3 湯匙水

1　製作沾醬：將柳橙汁、切碎的辣椒、大蒜、生薑、萊姆汁、生蜂蜜和大西洋紅藻片（如果有）攪拌均勻，冷藏備用。

2　將花椰菜小花放入食品處理機中，攪拌直至形成米飯般的質地。

3　將大陶瓷不沾鍋以中高溫加熱，放入洋蔥，拌炒 5 至 6 分鐘，直至變軟並呈焦糖狀。加入大蒜，再煮 2 到 3 分鐘。

4　加入花椰菜飯，過程中不時攪拌，大約煮 5 到 7 分鐘或直到變軟。關火，靜置一旁。

5　將蒸籠放在中型鍋上，加入大約 3 英吋的水，放上蘆筍，蓋上蓋子，蒸 4 至 5 分鐘，直到變軟。

6　將一張海苔放在砧板上，長邊朝向你。當白花椰菜飯放涼後，舀大約 ¾ 杯到離你最近的海苔片的末端，然後均勻鋪一層，在海苔片頂部留下大約 1 英吋的邊框。將蘆筍、櫻桃蘿蔔、青蔥和黃瓜排列在花椰菜飯上。

7　小心將海苔片捲起，從靠近你的底部邊緣開始，將其緊緊地向頂部滾動。就在即將完成前，將手指浸入沾醬，然後沿著頂部邊緣劃一下。最後將海苔片包起來。使用鋒利的刀，將每個壽司捲切成均勻的小塊。重複以上步驟，完成製作海苔捲。

8　將芥末粉與水混合，攪拌直到呈光滑糊狀醬料。

9　壽司可搭配沾醬和芥末，立即享用。

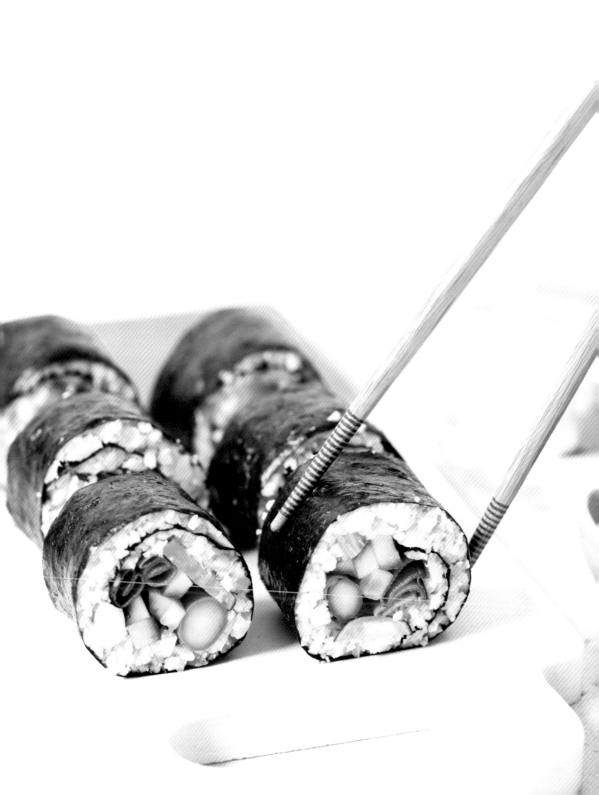

87

鷹嘴豆仿炒蛋

1-2 人份

炒蛋是許多人最愛的食物。這份食譜提供類似的口感，以鷹嘴豆粉取代雞蛋。

半杯鷹嘴豆粉

半杯無糖杏仁或椰奶、療癒高湯（食譜第 84 頁）或水

2 茶匙洋蔥粉

1 茶匙大蒜粉

半茶匙辣椒粉

¼ 茶匙薑黃粉

¼ 茶匙卡宴辣椒

¼ 茶匙海鹽（自選）

⅓ 杯任何顏色洋蔥，切碎

⅓ 杯紅色、黃色或橙色甜椒，切碎

¼ 杯番茄，切碎

¼ 杯歐芹和羅勒，切碎，外加一些上菜時使用

1 湯匙鮮榨檸檬汁

1 將鷹嘴豆粉、杏仁奶或椰奶、療癒高湯或水和香料和海鹽（如果有）放入中型碗，攪拌直到呈光滑的麵糊，靜置一旁。

2 將陶瓷不沾鍋以中高溫加熱，放入切碎的洋蔥，拌炒至軟化，大約 3 到 5 分鐘。加入甜椒和番茄，再煮 2 到 3 分鐘。

3 倒入麵糊，靜置煮 2 分鐘，不要攪拌。當麵糊兩側開始變硬時，用抹刀將其打碎翻轉，並攪拌 3 到 4 分鐘，直到麵糊變乾。

4 拌入歐芹、羅勒和檸檬汁，關火。

5 裝盤，上面放上更多的歐芹和羅勒。立即享用。

補充說明

- 這份食譜可使用杏仁奶或椰奶，口感會更好；但是，如果你喜歡無脂，你可以使用療癒高湯或水的選項。

- 當你在療癒高湯和水之間選擇時，請記住，高湯的味道更濃郁。不要購買市售的蔬菜高湯塊，因為很難找到不含油、鹽、天然香料和／或其他添加劑的種類。為方便起見，你可以提前製作一些療癒高湯冷凍備用（倒入冰塊盒，方便日後解凍），以備不時之需，就像這份食譜一樣。

- 雖然高品質海鹽或岩鹽是田園風味醬中自選的配料，但無鹽配方療癒效果更好。隨著時間推移，你可能會想減少或排除鹽分的攝取。

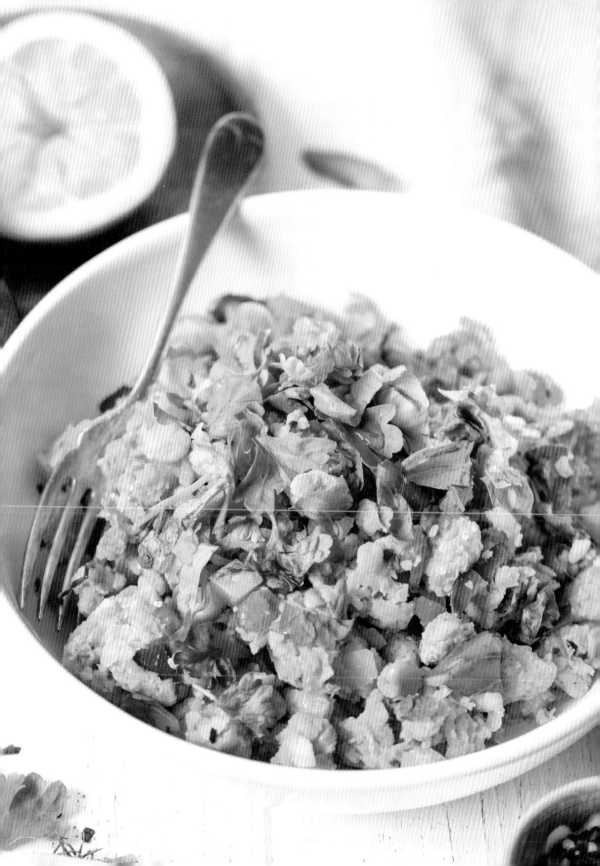

88

大蒜香草豌豆

2 人份

　　這份食譜或許再簡單也不過了，但有時簡單就是最好的！如果你使用冷凍豌豆，那麼就更輕而易舉了，其中香草、香料和檸檬汁為這道簡易的菜餚增添更多的風味。這份大蒜香草豌豆非常適合作為任何正餐或沙拉的配菜或作為點心享用。你可多做幾份存放在冰箱，以備不時之需。

3 杯新鮮去殼或冷凍豌豆

2 茶匙洋蔥粉

半茶匙大蒜粉

2 湯匙新鮮蒔蘿，切碎或 1 湯匙乾燥蒔蘿

1 湯匙鮮榨檸檬汁

1 將蒸籠放在中型鍋上，加入大約 3 英吋的水，放上豌豆，蓋上蓋子，蒸 3 至 5 分鐘，直到呈青綠色變軟。

2 取出豌豆，放入碗中。加入洋蔥粉、大蒜粉、蒔蘿和檸檬汁，攪拌至混合均勻。

3 立即食用。

4 或者，如果你喜歡糊狀豌豆而不是粒狀豌豆，你也可以將豌豆放入調理機或食品處理機中，攪拌幾次，直到豌豆達到你想要的濃稠度後，立即享用。

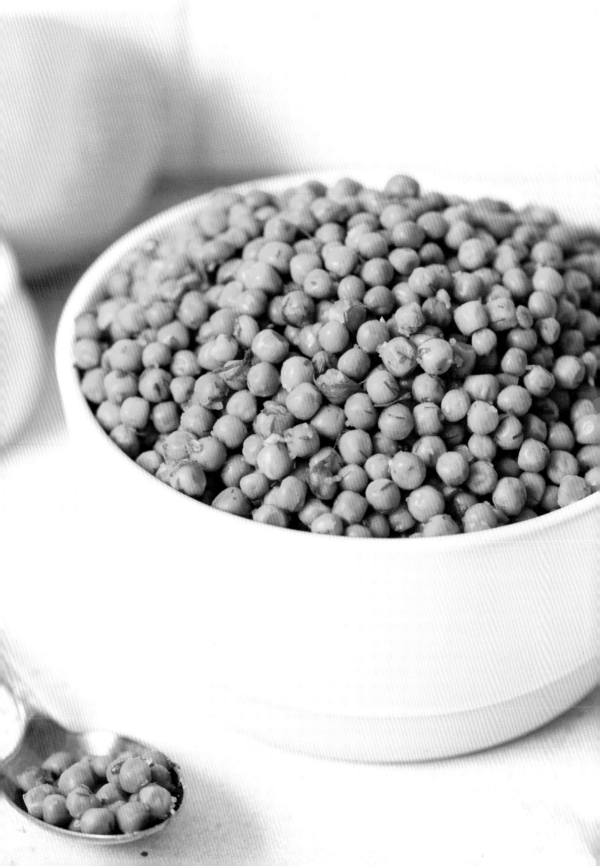

89

印度綜合香料馬鈴薯

2 人份

印度綜合香料與馬鈴薯、洋蔥、番茄、甜椒和大蒜一起拌炒，為這道菜餚帶來濃郁的風味。切碎的香菜和一點檸檬汁或萊姆汁更是讓這道菜增色不少。

半杯洋蔥丁

2 瓣大蒜，切碎

1 茶匙切碎生薑

1 湯匙半印度綜合香料（garam masala）或自製

900 公克馬鈴薯，切丁

半杯番茄，切丁

1 杯紅色、橙色或黃色甜椒，切丁

1 杯療癒高湯（食譜第 84 頁）或水

半湯匙鮮榨萊姆或檸檬汁，上菜前使用

¼ 杯香菜葉，大致切碎，上菜前使用

自製印度綜合香料

1 茶匙孜然粉

1 茶匙香菜粉

半茶匙小豆蔻粉

半茶匙肉桂

¼ 茶匙丁香粉

¼ 茶匙肉豆蔻粉

¼ 茶匙辣椒粉或紅辣椒片

1. 自製印度綜合香料：將所有配料放入小碗混合均勻。

2. 將大型陶瓷不沾鍋以中高溫加熱，放入洋蔥，拌炒大約煮 3 到 5 分鐘直到變軟，如果需要，可以加一點水防止沾鍋。

3. 加入大蒜、生薑和印度綜合香料。再炒 1 到 2 分鐘，將香料的香氣炒出來。

4. 將馬鈴薯、番茄、甜椒、療癒高湯或水加入鍋中。攪拌直至混合均勻，然後蓋上蓋子，轉小火燉 10 至 15 分鐘，直到馬鈴薯變軟。

5. 煮好後，分成兩碗，上面擠一點萊姆或檸檬汁和香菜。立即享用。

補充說明

- 當你在療癒高湯和水之間選擇時，請記住，高湯的味道更濃郁。不要購買市售的蔬菜高湯塊，因為很難找到不含油、鹽、天然香料和／或其他添加劑的種類。

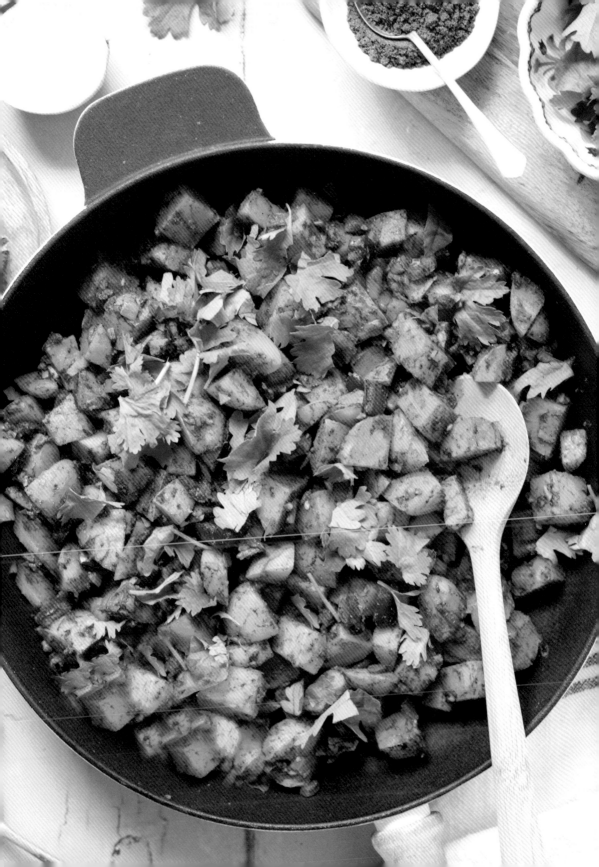

90

小米粥配烤小番茄和蘆筍

2 人份

這份食譜以小米代替玉米做成小米粥，再加上多汁、甜美的烤小番茄和蒸蘆筍，不僅更健康而且味道也很棒！

450 公克小番茄

1 茶匙生蜂蜜

1 至 2 湯匙新鮮百里香或迷迭香或 1 至 2 茶匙乾燥百里香或迷迭香

半把蘆筍，尾端切除

1 至 2 湯匙鮮榨檸檬汁，上桌前使用

半茶匙紅辣椒片，上桌前使用（自選）

小米粥

1 杯小米

半杯洋蔥丁，任何顏色

2 瓣大蒜，切碎

4 杯療癒高湯（食譜第 84 頁）或水

半茶匙海鹽（自選）

1 烤箱預熱至 180℃。在烤盤上鋪上烘焙紙。

2 將小番茄放在烤盤上，淋上蜂蜜，撒上香草。烤 30 到 35 分鐘，直到變軟，表皮爆開。

3 在烤番茄的同時，把小米放入食品處理機或調理機中，攪拌幾次，直到磨碎，但保留一些較大的碎片以製作小米粥。靜置一旁。

4 將中型陶瓷不沾鍋以中高溫加熱，放入洋蔥，拌炒 3 到 5 分鐘直到變軟，如果洋蔥沾鍋，可加一點水。之後加入大蒜，繼續煮 1 到 2 分鐘。

5 倒入療癒高湯或水，煮沸後，加入小米煮熟，每隔幾分鐘攪拌一次，持續煮 12 到 15 分鐘，或者直到小米變軟，吸收所有的液體。加入海鹽調味，如果有使用。

6 將蒸籠放在中型鍋上，加入大約 3 英吋的水，放上豌豆，蓋上蓋子，蒸 4 至 5 分鐘，直到變軟。

7 上桌前，將小米粥分裝兩碗，在上面放上烤番茄和蒸蘆筍。淋上檸檬汁，撒上紅辣椒片（如果有）。即可享用。

補充說明

- 當你在療癒高湯和水之間選擇時，請記住，高湯的味道更濃郁。不要購買市售的蔬菜高湯塊，因為很難找到不含油、鹽、天然香料和／或其他添加劑的種類。為方便起見，你可以提前製作一些療癒高湯冷凍備用（倒入冰塊盒，方便日後解凍），以備不時之需，就像這份食譜一樣。

- 雖然高品質海鹽或岩鹽是田園風味醬中自選的配料，但無鹽配方療癒效果更好。隨著時間推移，你可能會想減少或排除鹽分的攝取。

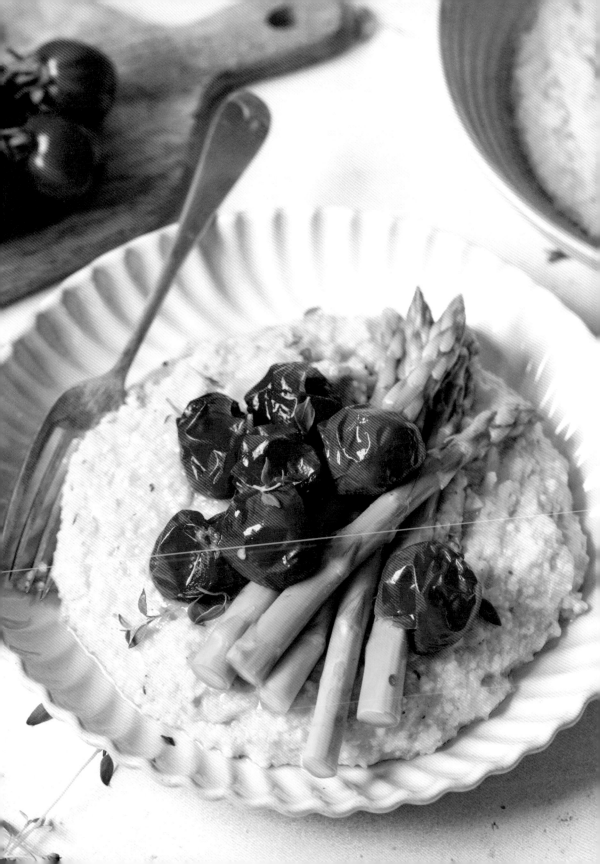

91

辣味法士達

2 人份

　　這份辣味墨西哥法士達是一種有趣、令人愉悅的食譜，風味絕佳。你可以直接享用餡料 —— 不管是否搭配墨西哥薄餅 —— 或者添加莎莎醬和酪梨醬以增添風味和飽足感！

半杯洋蔥（任何顏色），切成薄片

2 顆中型波多蘑菇，切成薄片 *

3 杯橙色、黃色和紅色甜椒，切成薄片

1 茶匙半大蒜粉

½ 至 1 茶匙辣椒粉，適量

1 茶匙辣椒粉

半茶匙孜然粉

¼ 茶匙海鹽（自選）

2 湯匙香菜，切碎，上桌前使用

4 到 5 份墨西哥餅皮，上桌前使用 **

2 到 3 片楔形萊姆，上菜前使用

* 用溫水至熱水澈底洗淨蘑菇。不要使用黏稠或腐爛的蘑菇，這是氧化和老化的跡象。

** 關於墨西哥餅皮，你可以使用食譜第 190 頁上的小米烤餅或第 158 頁上的馬鈴皮烤餅

酪梨醬

2 顆中型酪梨，去皮去核

¼ 杯芹菜，切碎

¼ 杯香菜葉，切碎

2 湯匙洋蔥，切碎

半片蒜瓣，切碎

¼ 茶匙海鹽（自選）

1 至 2 湯匙鮮萊姆汁，依個人喜好調味

莎莎醬

1 杯番茄，切碎

2 湯匙紅洋蔥，切碎

2 湯匙香菜葉，切碎

半瓣大蒜，切碎

1 茶匙紅塞拉諾辣椒或紅墨西哥胡椒，切碎

半茶匙孜然粉（自選）

1 至 2 湯匙鮮榨萊姆汁，依個人喜好調味

1 將大型陶瓷不沾鍋以中高溫加熱。放入洋蔥和波多蘑菇，拌炒 5 到 7 分鐘，過程中不時攪拌，直到變軟。如果需要，可加入幾湯匙水以防沾鍋。

2 將切成薄片的甜椒、大蒜粉、辣椒粉、紅椒粉、孜然和海鹽（如果有）加入鍋中。用大火煮 4 到 6 分鐘，直到辣椒呈褐色和變軟嫩。關火，靜置一邊。

3 製作酪梨醬：將酪梨放入中型碗，用馬鈴薯搗碎機或叉子搗碎，直到酪梨泥呈光滑狀，仍會有些較大的塊狀。加入其他配料，用勺子輕輕混合，靜置一旁。

4 製作莎莎醬：把所有的配料放入中等碗裡攪拌均勻，靜置一旁。

製作法士達：將幾湯匙洋蔥、蘑菇和甜椒餡料，平鋪在墨西哥餅皮上，然後加入酪梨醬和莎莎醬各 1 湯匙。盡量將莎莎醬中的水份瀝乾，以免墨西哥餅皮變軟。上面放一點切碎的香菜，立即與萊姆片一起食用。

補充說明

- 若要製作無脂的選項，你可以省略酪梨醬，這樣還是會非常美味。

- 小米烤餅和馬鈴薯烤餅都非常適合這個食譜。但小米烤餅比較容易製作，而馬鈴薯烤餅則非常適合採取無穀物飲食的人，這兩種食譜都不含任何脂肪基。

- 如果你使用商店購買的墨西哥烤餅，請選擇不含任何玉米、麩質、醋或其他有問題成分的產品。

- 雖然高品質海鹽或岩鹽是田園風味醬中自選的配料，但無鹽配方療癒效果更好。隨著時間推移，你可能會想減少或排除鹽分的攝取。

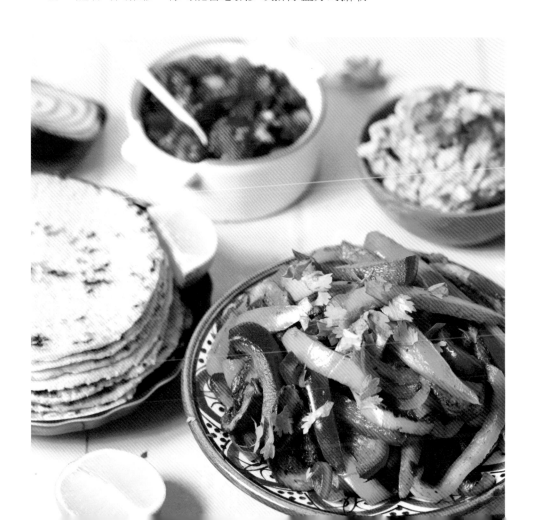

92

小米烤餅

10-12 份

　　這份美味無麩質和無玉米的小米烤餅最適合包覆各種令人垂涎的餡料。你可以搭配第 188 頁的辣味法士達，或者在上面放上本書或任何其他醫療靈媒系列書中任何的蔬菜、水果和香草菜餚或醬料和沾醬。你可以發揮創意，找出你最喜歡的方式來享受這些美味的烤餅。

2 杯水

2 杯小米粉

1 湯匙新鮮大蒜，切碎，或半湯匙大蒜粉

¼ 茶匙海鹽（自選）

1　將 2 杯水以淺平底鍋煮沸。加入小米粉，不要攪拌。以低溫讓水繼續沸騰大約 2 分鐘，然後加入大蒜和海鹽（如果有），關火並混合均勻。成形的麵團表面摸起來會有點乾。

2　把麵團放到碗裡，靜置一邊，直到冷卻不燙手。把麵團做成直徑約 5 公分的小球。在兩張光滑的保鮮膜之間放一個麵團，然後滾平。使用一個小的圓形碗或杯子作為模板，切出均勻的圓形麵皮，靜置一旁，完成製作所有的麵皮。

3　將大型陶瓷不沾鍋以中高溫加熱。把餅皮放入鍋裡，不要重疊。每 2 分鐘翻轉一次，直到兩面呈金黃色並呈褐色斑點。重覆以上步驟，煎完所有的餅皮。

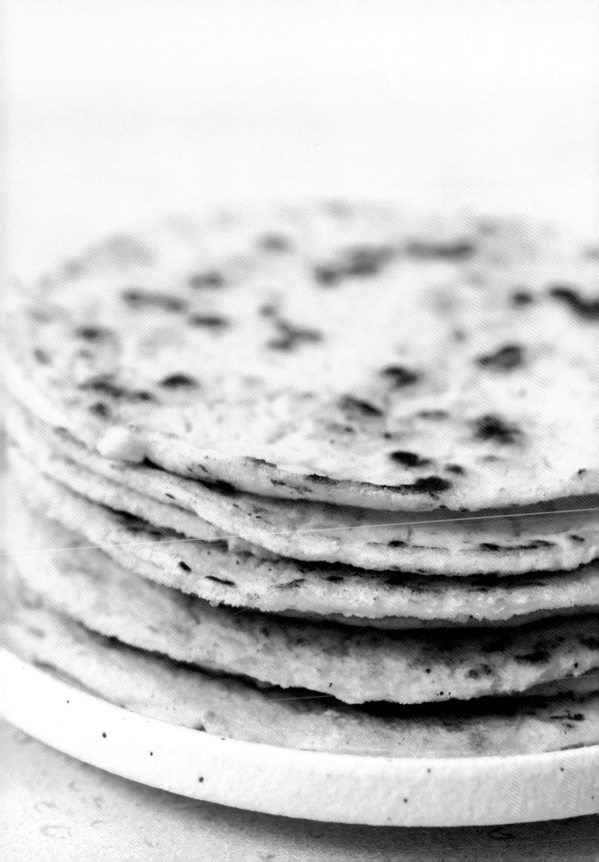

93

咖哩鷹嘴豆馬鈴薯

2 人份

如果你喜歡多樣風味、口感和香料的餐點，這份食譜肯定很對味！金黃脆皮馬鈴薯灑上印度綜合香料，配上新鮮洋蔥、番茄、香草和萊姆汁。再搭配烘烤 tandoori 香料鷹嘴豆，淋上自選的薄荷和香菜酸辣醬，絕對是一份豐盛的饗宴。

900 公克小顆馬鈴薯

半湯匙鮮榨萊姆汁

半湯匙生蜂蜜

1 湯匙印度綜合香料（或自製）

自製印度咖哩（GARAM MASALA）

半茶匙孜然粉

半茶匙香菜粉

¼ 茶匙小豆蔻粉

¼ 茶匙肉桂

¼ 茶匙辣椒粉或紅辣椒片

⅛ 茶匙丁香粉

⅛ 茶匙肉豆蔻粉

TANDOORI 鷹嘴豆

1 杯半煮熟鷹嘴豆

半茶匙孜然粉

半茶匙香菜末

¼ 茶匙生薑粉

¼ 茶匙大蒜粉

¼ 茶匙薑黃粉

¼ 茶匙辣椒粉或卡宴辣椒粉

上層配料

1 杯番茄丁

半杯任何顏洋蔥丁

1 茶匙紅辣椒，切碎

2 湯匙新鮮薄荷，切碎

2 湯匙新鮮香菜，切碎

1 至 2 湯匙鮮榨萊姆汁

薄荷和香菜酸辣醬（自選）

1 杯新鮮薄荷葉

1 杯新鮮香菜葉和莖

3 瓣大蒜

半英吋生薑

2 湯匙鮮榨萊姆汁

半湯匙生蜂蜜

1 烤箱預熱至 220℃，兩張烤盤鋪上烘焙紙。

2 將蒸籠放在中型鍋上，加入大約 3 英吋的水，放上馬鈴薯，蓋上蓋子，蒸 20 至 25 分鐘，直到變軟後關火，靜置 10 分鐘待涼。

3 在蒸馬鈴薯的同時，把 tandoori 鷹嘴豆的所有配料放入碗裡攪拌，直到鷹嘴豆均勻裹上一層香料。將鷹嘴豆平鋪在烤盤上，烤 15 到 20 分鐘，直到呈褐色和變酥脆後，取出靜置一旁。

4 將蒸馬鈴薯與萊姆汁、生蜂蜜和印度咖哩一起放入碗中，攪拌均勻。

5 將馬鈴薯放在第二張烤盤上，每顆馬鈴薯之間間隔 1 英吋的空間。用平鏟或玻璃杯底部輕輕搗碎馬鈴薯。烘烤 30 到 40 分鐘，直到呈褐色變酥脆。

6 將所有酸辣醬配料放入小型食品處理機或調理機中，攪拌至呈光滑狀。

7 裝盤：將番茄、洋蔥、辣椒、薄荷、香菜、萊姆、tandoori 鷹嘴豆和酸辣醬（如果有）放在馬鈴薯上，立即享用。

補充說明

- 如果你選擇添加酸辣醬，你可以使用此處提供的食譜，也可以使用食譜第 76 頁的生香菜酸辣醬食譜，這兩者都很美味！

- 事前將馬鈴薯蒸好放在冰箱裡，這樣料理起來會更方便，只要按照說明直接烘烤就可以。

- 你可以提前做好更多酸辣醬，放在冰箱裡冷藏，以便日後應用在沙拉上、蒸或烤的蔬菜上，以及在這份食譜中。

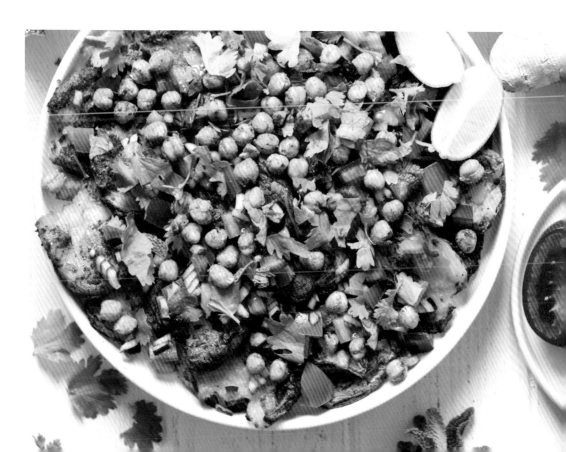

94

香蕉船

　　濃郁香蕉冰淇淋淋上甜焦糖棗醬，配上新鮮漿果、櫻桃和果乾。這份香蕉船不含任何脂肪，看起來很奢華──但它們只是用水果製成的喔！

香蕉冰淇淋

3 到 4 根冷凍香蕉，大致切碎

2 至 3 湯匙水或鮮榨柳橙汁（自選）

草莓冰淇淋

3 到 4 根冷凍香蕉，大致切碎

1 杯冷凍草莓

¼ 至 ⅓ 杯水或鮮榨柳橙汁（自選）

野生藍莓冰淇淋

3 到 4 根冷凍香蕉，大致切碎

1 杯冷凍野生藍莓

¼ 至 ⅓ 杯水或鮮榨橙汁（自選）

耶棗醬

半杯去核椰棗

1 杯溫水

1 茶匙無酒精香草精或半茶匙純香草粉

上桌前

2 到 4 根香蕉，去皮，縱向切成兩半

¼ 杯純草莓果醬

¼ 杯純野生藍莓果醬

¼ 杯切碎或整顆桑葚乾（自選）

半杯裝新鮮或解凍的冷凍櫻桃

1 製作冰淇淋：將每種口味的配料放入食品處理機或調理機中，攪拌至呈光滑狀，根據需要將內鍋側面刮乾淨。如果你的調理機或食品處理機功能很強，你可能不需要任何水或柳橙汁。不然，你可能要根據需要加點自選的液體混合至呈光滑狀。做好後可立即食用，或冷凍至少 2 小時以獲得更堅硬的口感。

2 製作椰棗醬：將椰棗、水和香草放入高速調理機中混合，攪拌至呈光滑狀，並根據需要將內鍋側面刮乾淨。

3 食用前，將對切的香蕉片分裝放在兩個盤子上，然後在中間放一勺冰淇淋，上面淋上椰棗醬、草莓醬和野藍莓醬。最上面放上桑葚乾（如果有）和櫻桃，即可上桌，盡情享用。

補充說明

- 選擇不含添加糖、檸檬酸、天然香料、人造香料或其他添加劑的純水果果醬。

- 使用前，可先將冷凍香蕉解凍 5 分鐘。

- 除了使用調理機或食品處理機，你還可以使用水果冰淇淋機或多功能慢磨榨汁機製作香蕉冰淇淋。

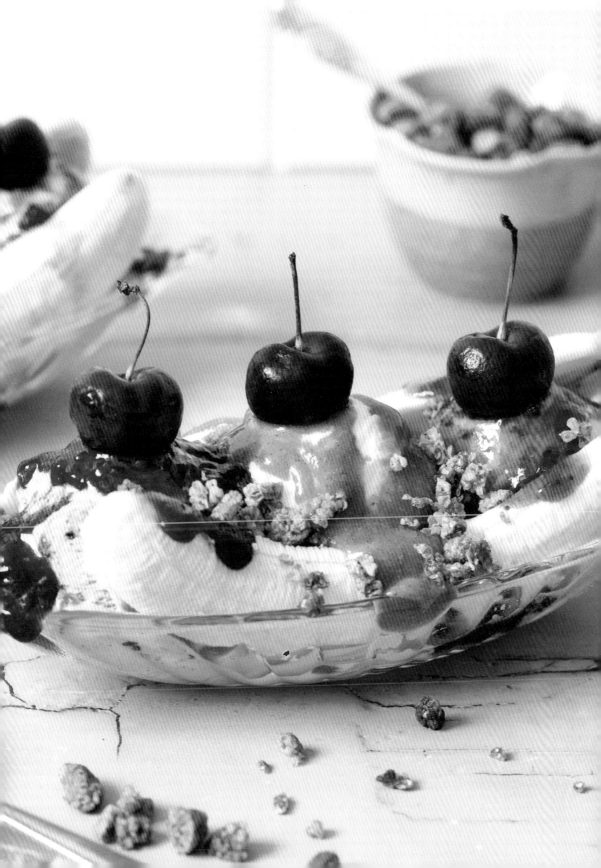

95

野生藍莓拿鐵

1-2 人份

這份香甜濃郁的飲品非常美味，當你想要放縱一下，來一杯熱飲時，喝這杯就對了，而且它也很賞心悅目呢！

¾ 杯水

半杯無糖杏仁奶、淡椰奶或無糖燕麥奶

半杯解凍的冷凍或新鮮的野生藍莓

1 至 2 湯匙生蜂蜜

半茶匙肉桂（自選）

¼ 茶匙小豆蔻粉（自選）

1 將所有配料放入調理機中混合，攪拌至呈順滑狀。

2 用細網篩過濾至小平底鍋中。如果你不介意野生藍莓種子，你可以省略這個步驟。

3 用低溫加熱至中溫即可。

4 分裝成兩杯即可食用。

5 如果你願意，你還可以多一個附加步驟，加熱一些杏仁奶、淡椰奶或燕麥奶，用打泡機將攪拌至起泡，將泡沫舀在拿鐵上，撒上肉桂（如果有），立即食用。

補充說明

- 堅果奶、椰奶和燕麥奶可能含有添加劑或內容物（有時甚至未標示），包括油脂、防腐劑、檸檬酸、關華豆膠、鹿角菜膠和天然香料。如果可能，最好自製堅果奶、椰奶或燕麥奶，或者購買不含這些添加劑的品牌。

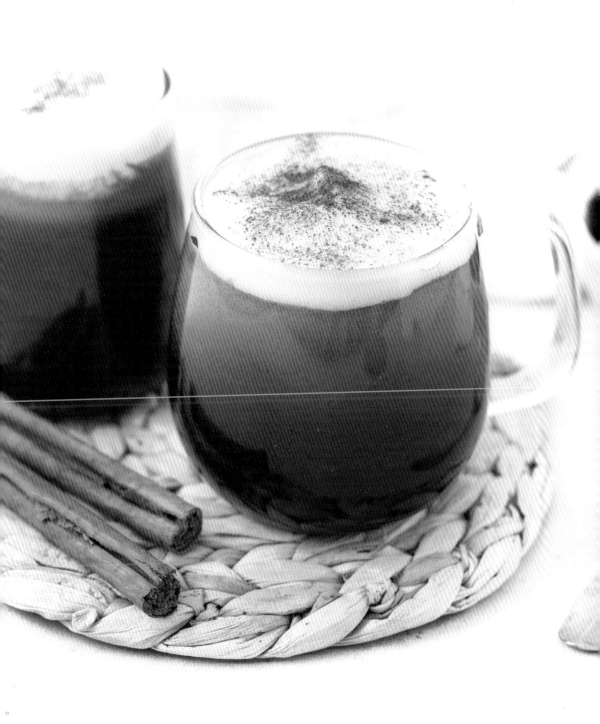

96

野生藍莓雪酪

2 人份

　　這份美麗的雪酪清爽香氣濃郁，非常適合作為早上或下午提神的點心，這要歸功於水果和生蜂蜜中內含的葡萄糖以及野生藍莓天然的適應原特性。

3 杯冷凍野生藍莓

2 湯匙鮮榨檸檬汁

半茶匙檸檬皮

2 至 4 湯匙水

⅓ 杯 +2 湯匙生蜂蜜或純楓糖漿，依個人喜好再多加一些

1　將野生藍莓、檸檬汁和檸檬皮、2 湯匙水、生蜂蜜或楓糖漿放入高速調理機或食品處理機中，攪拌至呈光滑狀，如果需要，最多可添加 2 湯匙水。過程中根據需要將內鍋側面刮乾淨。一旦混合物呈光滑狀，品嚐一下甜味，並根據需要，再加一點生蜂蜜或楓糖漿。

2　可立即食用，或放入密閉容器中冷凍幾個小時，以獲得更硬的口感。

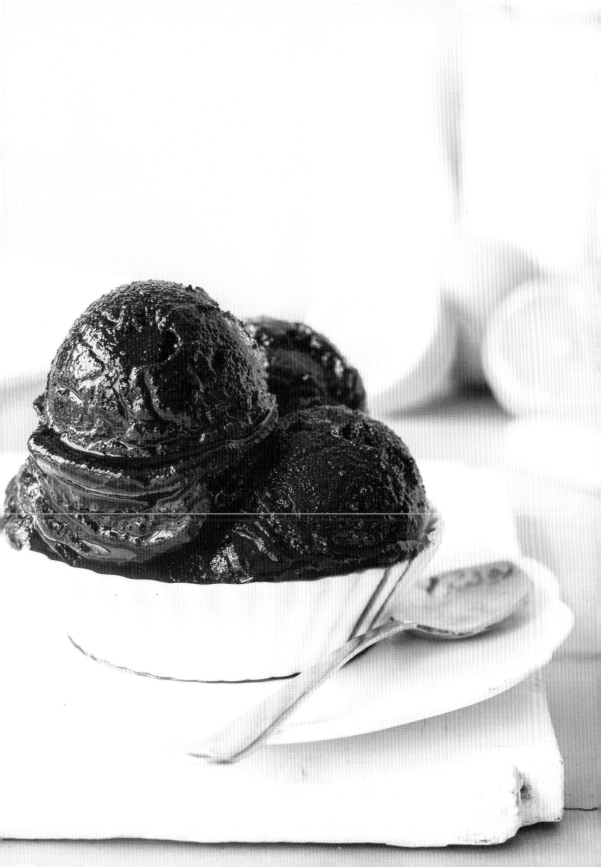

97

糖漬櫻桃

2-3 人份

這份快速簡單的糖漬水果嘗起來像櫻桃派餡料，同時富含支持你健康的營養成分。這份食譜有多種呈現的樂趣，你可以裝在瓶罐、茶杯或其他特殊餐具中，以突顯櫻桃豐富、鮮明的色彩。

3 杯新鮮或冷凍去核櫻桃

⅓ 杯純楓糖漿

2 湯匙葛根粉

1 湯匙半鮮榨檸檬汁

半茶匙檸檬皮

1 茶匙無酒精香草精或半茶匙純香草粉

半茶匙肉桂（自選）

1 將所有配料放入中型鍋，攪拌至混合均勻。

2 以中高溫加熱，過程中不時攪拌，大約煮 10 到 15 分鐘，直到櫻桃變軟，醬汁變稠。

3 關火，靜置至完全冷卻，然後裝入罐子或杯子中食用。

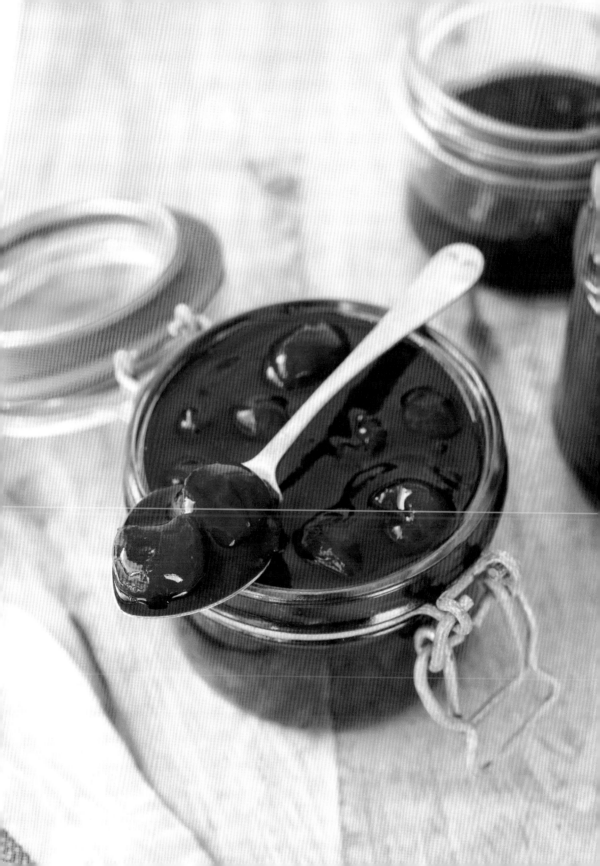

98

烤野生藍莓煎餅

6-8 人份

這份煎餅是以一種有趣且美味的方式，讓你的飲食加入更多的野生藍莓，最重要的是，你不必站在爐子前做煎餅，你只需將麵糊倒入烤盤中，讓烤箱完成接下來的工作！

1¾ 杯鷹嘴豆粉

1 杯椰奶或無糖杏仁奶

1 杯水

2 茶匙無鋁泡打粉

⅓ 杯 +2 湯匙純楓糖漿，上桌前再加一些

1 湯匙鮮榨檸檬汁

2 茶匙無酒精香草精或 1 茶匙純香草粉

半茶匙小豆蔻粉

1 杯半野生藍莓

1 預熱烤箱至 200℃。

2 將鷹嘴豆粉、椰奶或杏仁奶、水、泡打粉、楓糖漿、檸檬汁、香草和小豆蔻放入調理機中，攪拌至呈光滑狀，大約 1 到 2 分鐘。

3 倒入 10 英吋的陶瓷烤盤或同等容器中，將野生藍莓均勻撒在上面。

4 烘烤 35 到 45 分鐘，直到表面呈褐色，取出待冷卻至少 20 分鐘。

5 上桌前，淋上更多的楓糖漿，切片即可食用。

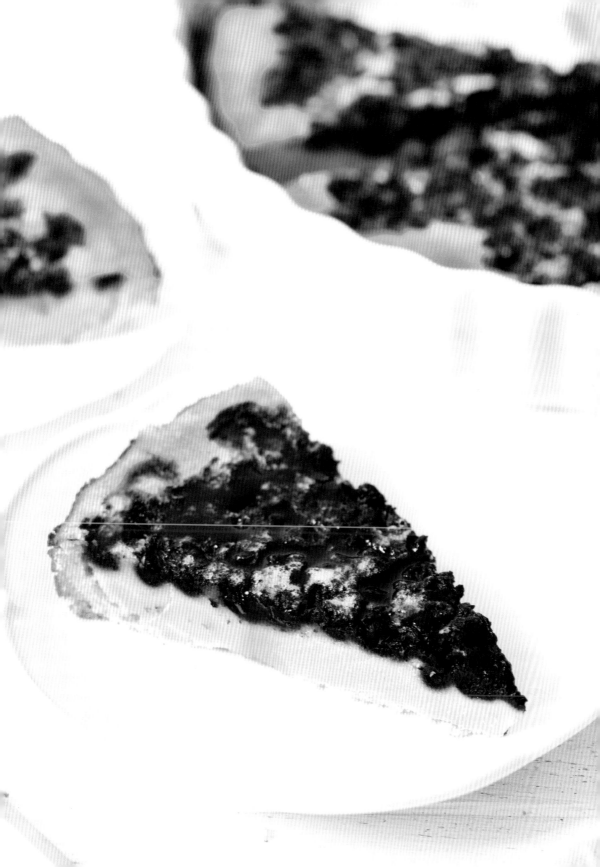

99

馬鈴薯鬆餅佐野生藍莓醬

2 人份

　　將鬆餅烤至金黃色，配上酸甜的野生藍莓醬，這份食譜可以在一天中任何時間享用，肯定能滿足所有對甜食的渴望！

900 公克馬鈴薯，大致切碎

藍莓醬
2 杯冷凍或新鮮的野生藍莓
¼ 杯純楓糖漿
1 茶匙無酒精香草精或半茶匙純香草粉
2 茶匙葛根粉

1 將蒸籠放在中型鍋上，加入大約 3 英吋的水，放上馬鈴薯，蓋上蓋子，蒸 15 至 20 分鐘，直到用叉子可以刺穿變軟，關火，並靜置完全冷卻。

2 將馬鈴薯倒入大碗中，用馬鈴薯搗碎機搗碎，直到沒有結塊。

3 將陶瓷防沾鬆餅機加熱至高溫。在鬆餅機的底部倒入足夠的馬鈴薯泥，均勻覆蓋表面，蓋上鬆餅機蓋，烘烤至鬆餅酥脆，大約 10 到 15 分鐘。重複以上步驟完成鬆餅製作。

4 在烤鬆餅的同時，將野生藍莓、楓糖漿、香草和葛根粉放入小平底鍋混合，攪拌均勻後，以中高溫加熱，過程中要不時攪拌，直到形成濃稠的醬汁。

5 將野生藍莓醬淋在馬鈴薯鬆餅上，立即享用。

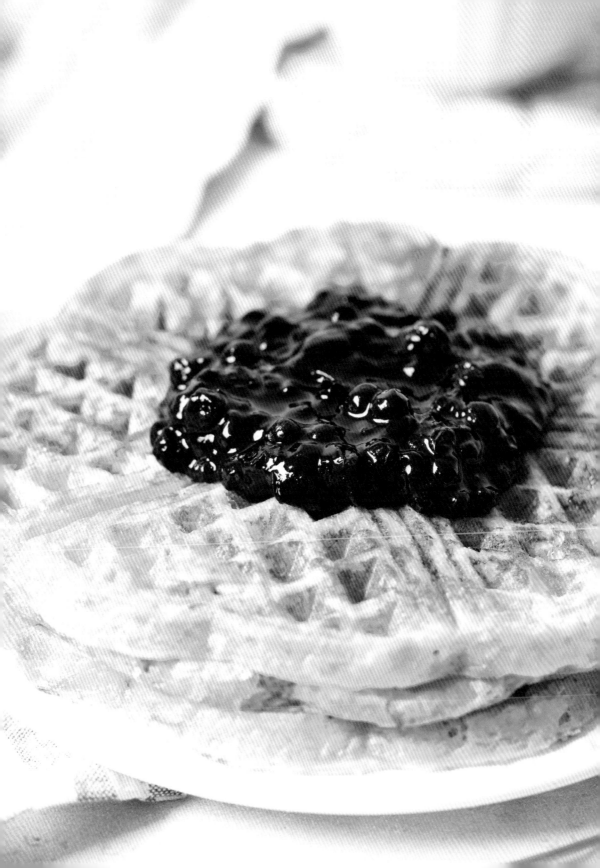

100

燉漿果

　　燉漿果是一份令人滿足和療心的甜食，非常適合涼爽的天氣，當你想要一些溫暖又滋養的點心，或者在心情不好時慰勞自己。這份燉漿果可以單獨享用，也可以搭配水果（如香蕉或芒果片）食用，也可以搭配無麩質燕麥片或小米粥食用。

1 杯半冷凍野生藍莓

1 杯半新鮮或冷凍覆盆子

半杯新鮮或冷凍黑莓

3 湯匙純楓糖漿

半茶匙肉桂

1 茶匙無酒精香草精或半茶匙純香草粉

將漿果與楓糖漿、肉桂和香草放入小平底鍋，以低溫加熱。在燉煮過程中，偶爾攪拌一下，直到漿果變軟，即可享用。

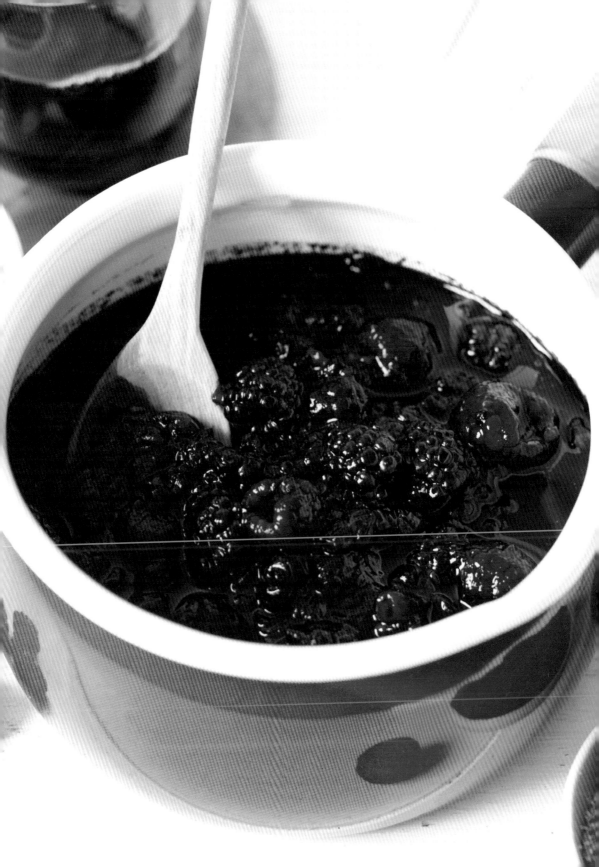

101

漿果麵包

4-6 人份

這個美味的漿果麵包會讓你的家充滿香氣彷彿身在天堂！這是一份很棒的食譜，可以與你的孩子一起製作或烤好後與家人或朋友分享。它的味道與你平常喜愛的任何烘焙食品一樣好，但不含任何有問題的食物，如雞蛋、牛奶、奶油、精製糖和麩質。

3 根香蕉（約為 1 杯半，搗碎）

⅓ 杯純楓糖漿

1 茶匙無酒精香草精或半茶匙純香草粉

半杯無糖杏仁或椰奶

2 杯無麩質燕麥粉

半杯小米粉

1 茶匙無鋁泡打粉

¼ 茶匙小蘇打

1 杯新鮮或解凍的冷凍混合漿果，如黑莓，覆盆子、野生藍莓和草莓，切碎

1 將烤箱預熱至 180℃。在一個 20×12 公分烤盤上鋪上烘焙紙。

2 將香蕉放入碗中，用叉子或馬鈴薯搗碎機搗碎。加入楓糖漿、香草、杏仁或椰奶，攪拌均勻。

3 將無麩質燕麥粉、小米粉、泡打粉和小蘇打放入另一個碗混合，攪拌至無顆粒。加入濕的配料，輕輕翻攪，直到呈光滑狀的麵糊。

4 加入漿果，輕輕攪拌，讓漿果分布均勻。

5 將麵糊倒入烤盤，烘烤 50 到 60 分鐘，直到牙籤插入取出不沾黏。從烤箱中取出後，靜置完全冷卻再切片。

補充說明

- 如果你選擇新鮮草莓製作這份食譜，請在草莓使用前先去除綠蒂洗淨。詳情參考第 3 頁。

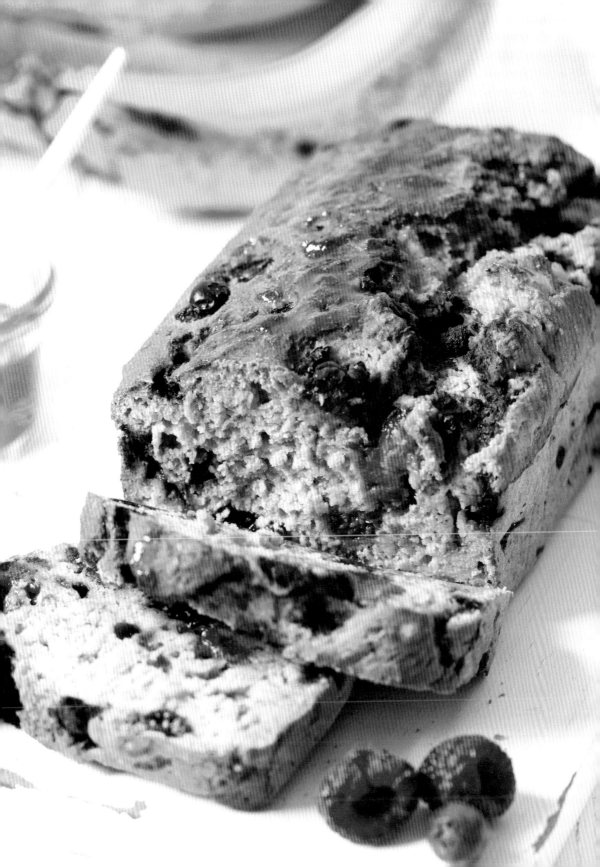

102

野生藍莓脆片配香蕉冰淇淋

6 人份

酸甜的野生藍莓配上烤至金黃色的楓糖燕麥脆片，這樣就可以直接吃或搭配一大勺的香蕉冰淇淋。

野生藍莓餡

5 杯冷凍野生藍莓，而替代品可用冷凍或新鮮的草莓、覆盆子、黑莓取代

2 湯匙鮮榨檸檬汁

半茶匙檸檬皮或柳橙皮，磨碎

半杯純楓糖漿

1 茶匙無酒精香草精或半茶匙純香草粉

3 湯匙葛根粉或馬鈴薯澱粉

燕麥脆片

2 杯無麩質燕麥片

半茶匙肉桂

¼ 茶匙小豆蔻粉（自選）

⅓ 杯純楓糖漿

香蕉冰淇淋（自選）

3 到 4 根冷凍香蕉，大致切碎

2 至 3 湯匙水或鮮榨柳橙汁（自選）

1. 烤箱預熱至 180℃。

2. 將野生藍莓、檸檬汁、檸檬或柳橙皮、楓糖漿、香草和葛根粉放入大碗中，攪拌均勻。倒入一個長 9 英吋的正方形烤盤或鑄鐵煎鍋，靜置備用。

3. 將燕麥片、肉桂和小豆蔻（如果有）放入中型碗混合，倒入楓糖漿，攪拌均勻。

4. 將燕麥混合物鋪在漿果混合物上。烘烤直到漿果起泡，表面呈褐色，大約 40 到 45 分鐘。烤好後取出，靜置冷卻至少 15 分鐘，趁熱食用或待涼至室溫後食用。

5. 製作香蕉冰淇淋：將冷凍香蕉和水或柳橙汁放入調理機中，攪拌至呈光滑狀，將內鍋內側刮乾淨，並根據需要添加更多液體。或者，你可以將冷凍香蕉放入食品處理機中，不加任何液體攪拌至呈光滑狀。立即與脆片一起食用，或者提前冷凍至少 2 小時以獲得堅硬的冰淇淋，然後與脆片一起食用。

補充說明

- 如果你選擇加入新鮮草莓，請在使用前先去除綠蒂。

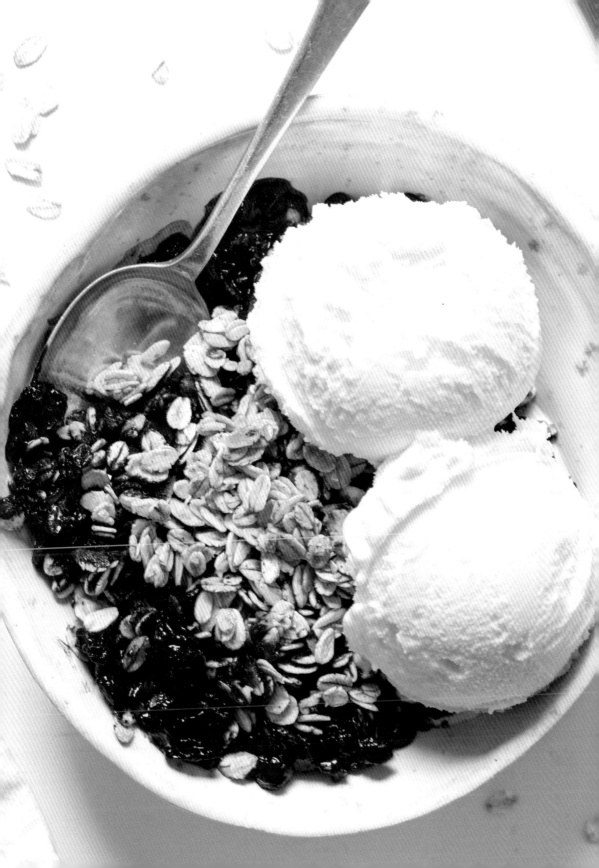

103

黑莓和覆盆子果醬餡餅

　　這份漂亮的漿果餡餅僅用水果和生蜂蜜製成，非常適合甜食的愛好者。有了這些健康和有益的成分，你可以在一天中的任何時間享用這些餡餅，並且知道你正在以最好的方式滋養身體！

黑莓餡餅　　　　　　　　　　　　　　　　　　　　　　　5 人份

2 杯半去核椰棗，對切

1 杯桑葚乾

3 杯新鮮黑莓，對切

2 湯匙鮮榨檸檬汁

1 茶匙生蜂蜜（自選）

1　製作餅皮，將 2 杯椰棗和桑葚乾放入食品調理機中，攪拌至完全混合，並根據需要將內鍋側面刮乾淨。

2　將五個 10 公分迷你餡餅盤鋪上一層烘焙紙或保鮮膜（這是自選的步驟，以方便脫模）。將餅皮混合物均勻地壓入餡餅盤底部，然後放入冰箱冷藏 30 分鐘。

3　製作餡料：將 2 杯黑莓、剩餘的 ⅓ 杯紅棗和檸檬汁攪拌均勻，直到呈光滑狀。將餡料倒入餅皮，再冷藏 30 分鐘。

4　從冰箱中取出餡餅，在上面放上剩餘的黑莓，淋上生蜂蜜（如果有）。

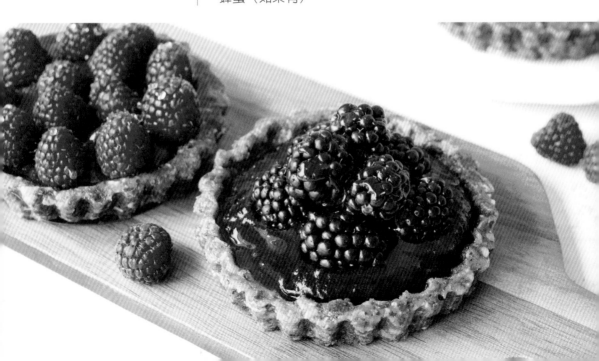

2 杯半去核椰棗，對切

1 杯桑葚乾

3 杯新鮮覆盆子，對切

2 湯匙鮮榨檸檬汁

1 茶匙生蜂蜜（自選）

1 製作餅皮，將 2 杯椰棗和桑葚乾放入食品調理機中，攪拌至完全混合，並根據需要將內鍋側面刮乾淨。

2 將五個 10 公分迷你餡餅盤鋪上一層烘焙紙或保鮮膜（這是自選的步驟，以方便脫模）。將餅皮混合物均勻地壓入餡餅盤底部，然後放入冰箱冷藏 30 分鐘。

3 製作餡料：將 2 杯覆盆子、剩餘的半杯紅棗和檸檬汁攪拌均勻，直到呈光滑狀。將餡料倒入餅皮，再冷藏 30 分鐘。

4 從冰箱中取出餡餅，在上面放上剩餘的覆盆子，淋上生蜂蜜（如果有），立即享用。

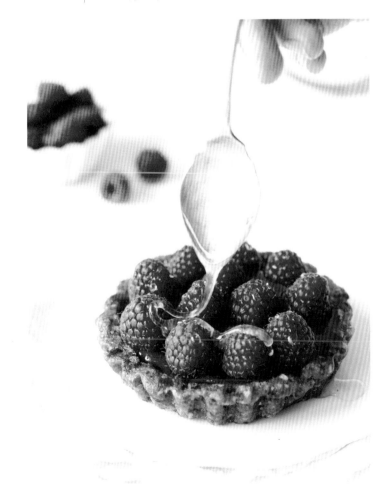

104

野生藍莓冰淇淋蛋糕

4-6 人份

在酥脆香甜的底層上，層層疊起的香草和野生藍莓香蕉冰淇淋，讓這款冰淇淋蛋糕更加吸引人。這份食譜可用健康的脂肪製成，以滿足我們的味蕾，也可以用無脂製成，不僅美味且更具療效。

酥脆餅皮

1 杯去核椰棗

半杯桑葚乾

¼ 杯無糖椰絲或桑葚乾

香草冰淇淋層

3 根冷凍香蕉

1 茶匙純香草粉或無酒精香草精

¼ 杯無糖椰奶或杏仁奶（自選）

3 湯匙純楓糖漿

半湯匙鮮榨檸檬汁

野生藍莓冰淇淋層

2 根冷凍香蕉

¾ 杯冷凍或新鮮的野生藍莓

1 茶匙純香草粉或無酒精香草精

¼ 杯無糖椰奶或杏仁奶（自選）

3 湯匙純楓糖漿

最上層

半杯新鮮藍莓

1 至 2 湯匙純楓糖漿或生蜂蜜（自選）

1 在 8 或 9 英吋的彈簧式烤盤底部鋪上烘焙紙備用。

2 製作餅皮：將椰棗、桑葚乾和椰絲放入食物處理機中攪拌，大約 3 到 4 分鐘，並根據需要將內鍋刮乾淨，直到呈光滑狀。將混合物放入備好的烤盤，均勻鋪平後，放入冰箱冷凍。

3 製作香草冰淇淋層：將冷凍香蕉、香草、椰奶或杏仁奶（如果有）、楓糖漿和檸檬汁放入食品處理機中，攪拌至呈光滑狀，並根據需要將內鍋刮乾淨，倒在餅皮上，然後再放入冰箱冷凍。

4 製作野生藍莓冰淇淋層：將冷凍香蕉、野生藍莓、香草、椰子或杏仁奶（如果有）和楓糖醬放入食品處理機中，攪拌至呈光滑狀，並根據需要將內鍋刮乾淨。

5 小心地將野生藍莓層鋪在香草層上，冷凍至少 2 到 3 小時，或直至凝固。

6 上桌前，在「蛋糕」上撒上新鮮藍莓和少許楓糖漿或生蜂蜜（如果有），切片後即可享用。

補充說明

- 若要製作無脂冰淇淋蛋糕，餅皮中可使用桑葚乾代替椰子，並在冰淇淋層中省略椰子或杏仁奶。

- 冷凍黑莓和覆盆子也適用於這份食譜，如果你無法取得野生藍莓或想嘗試其他漿果。

- 食用前，讓蛋糕片軟化幾分鐘再吃，這樣蛋糕會比較有綿密的口感。

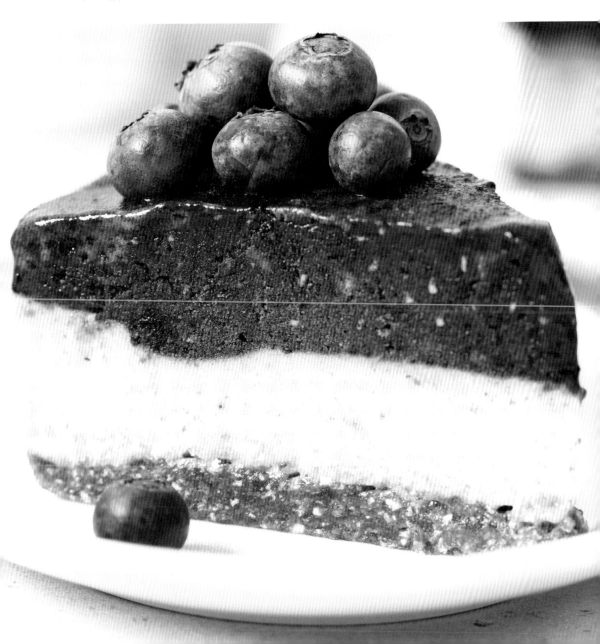

105

烤薑黃香蕉佐野生藍莓醬

2-3 人份

具有薑黃療癒特性的烤香蕉與富含抗氧化劑的野生藍莓醬，這兩者搭配在一起恰到好處。

香蕉

3 到 4 根香蕉，去皮，縱向切成兩半

¼ 至半茶匙薑黃粉

1 湯匙生蜂蜜或純楓糖漿

野生藍莓醬

1 杯半冷凍或新鮮野生藍莓

2 湯匙生蜂蜜或純楓糖漿

2 茶匙葛根粉

1 烤箱預熱至 200℃，烤盤上鋪上烘焙紙。

2 將對半切的香蕉放在烤盤上，均勻撒上薑黃，淋上生蜂蜜或楓糖漿。

3 烘烤 15 到 18 分鐘，直到香蕉變軟呈金黃色。如果香蕉表面沒有呈褐色，則放在烤箱下層再烤 2 到 3 分鐘，小心不要把香蕉烤焦。

4 在烤香蕉的同時，將野生藍莓、生蜂蜜或楓糖漿和葛根粉放入小平底鍋，攪拌均勻，以中火加熱，過程中不時攪拌，直到野生藍莓變軟，醬汁變稠。

5 當香蕉烤好後，分裝至兩到三個盤子，上面淋上溫暖的野生藍莓醬，即可享用。

補充說明

- 小心薑黃不要過量，以免香蕉變苦。

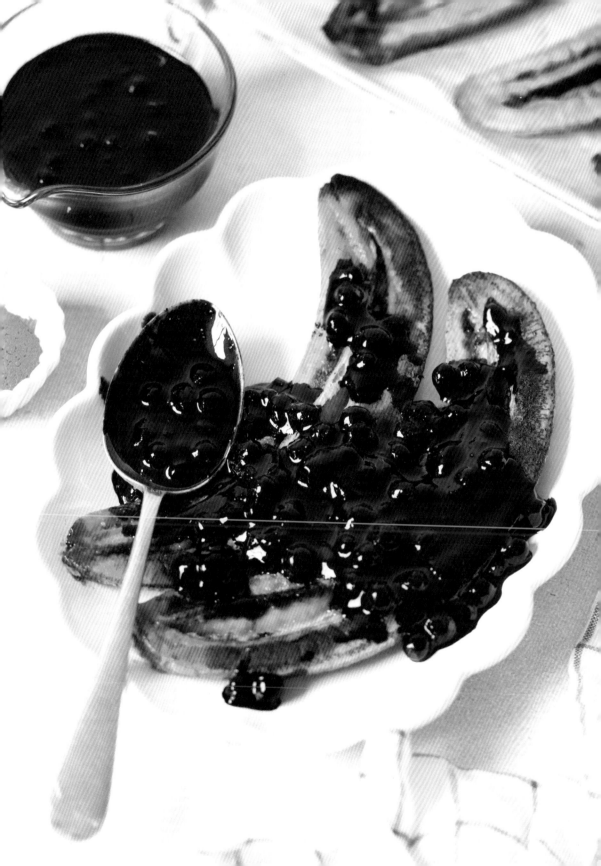

106

莓果糖漿煎餅

1-2 人份

　　這份無脂煎餅不需要油、奶油、雞蛋或牛奶就可以製作，這對身體正在康復的人來說都是最佳的選擇。無論個人的飲食為何，這份食譜也非常適合孩子或家人！當心情低落時，來一份莓果糖漿配煎餅，就能讓人即時感到心滿意足！

煎餅

1 杯無麩質燕麥粉

1 茶匙無鋁泡打粉

¼ 杯蘋果醬

半杯水

2 湯匙純楓糖漿

半茶匙肉桂（自選）

莓果糖漿

1 杯混合冷凍漿果，如草莓、覆盆子、黑莓、野生藍莓和 / 或藍莓

2 湯匙水

2 湯匙純楓糖漿

1 茶匙無酒精香草精或半茶匙純香草粉

半茶匙葛根粉或馬鈴薯澱粉

1 製作糖漿時：將莓果、水、楓糖漿、香草和葛根粉放入小平底鍋，攪拌均勻，然後用文火燉煮，每隔幾分鐘攪拌一次，直到糖漿變稠，靜置備用。

2 將燕麥粉和泡打粉放入中型碗中混合，攪拌均勻。將蘋果醬、水、楓糖漿和肉桂（如果有）加入碗中，攪拌至完全混合和呈光滑狀。

3 將陶瓷不沾鍋以中高溫加熱。將大約 ¼ 杯煎餅麵糊放在平底鍋上。煎至成形冒出氣泡後翻面，再煎 1 分鐘，取出，重覆以上步驟，完成煎餅製作。如果麵糊很稠，可再加入一茶匙水。

4 將做好的煎餅淋上莓果糖漿，即可享用。

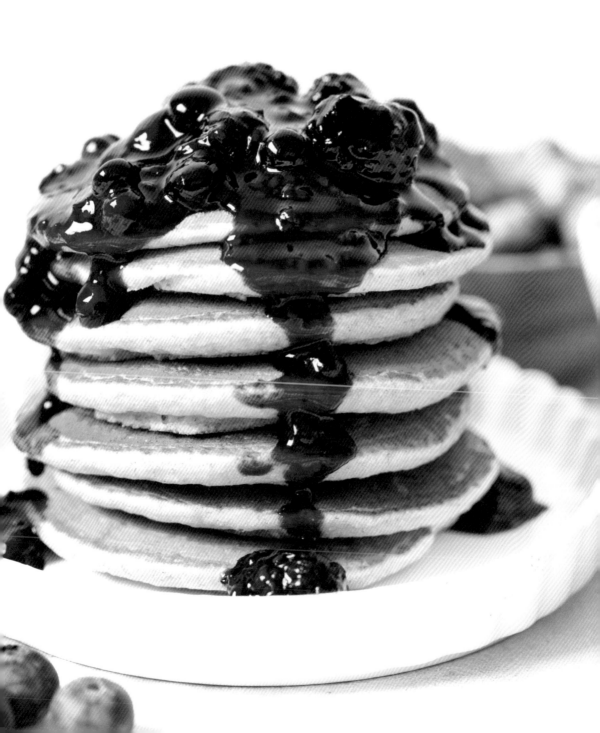

107

野生藍莓暖心甜品

1-2 人份

這份樸實甜美的野生藍莓甜品，不僅暖身又暖心，可讓身心靈全面得到滋養。它的製作方法也非常容易！當你需要真正的療癒美食時，你可以在一天中的任何時候享用它。

4 杯新鮮或冷凍野生藍莓

半杯純楓糖漿

1 湯匙半葛根粉

1 湯匙半冷水

新鮮的野生藍莓，用於裝飾（自選）

1 用大平底鍋將野生藍莓和楓糖漿加熱，直到藍莓變熱變軟，大約需要 6 到 8 分鐘。

2 將葛根粉與冷水放入小碗混合後，倒入野生藍莓中，用文火煮 2 分鐘，直到野生藍莓混合物變稠。關火，靜置冷卻 3 到 5 分鐘。食用前，加入新鮮野生藍莓（如果有）即可。

補充說明

- 這份食譜本身就很美味，但如果你願意，你可以隨意添加一點你喜歡的甜味，如肉桂或南瓜派香料和／或無酒精香草提取物或香草豆粉。

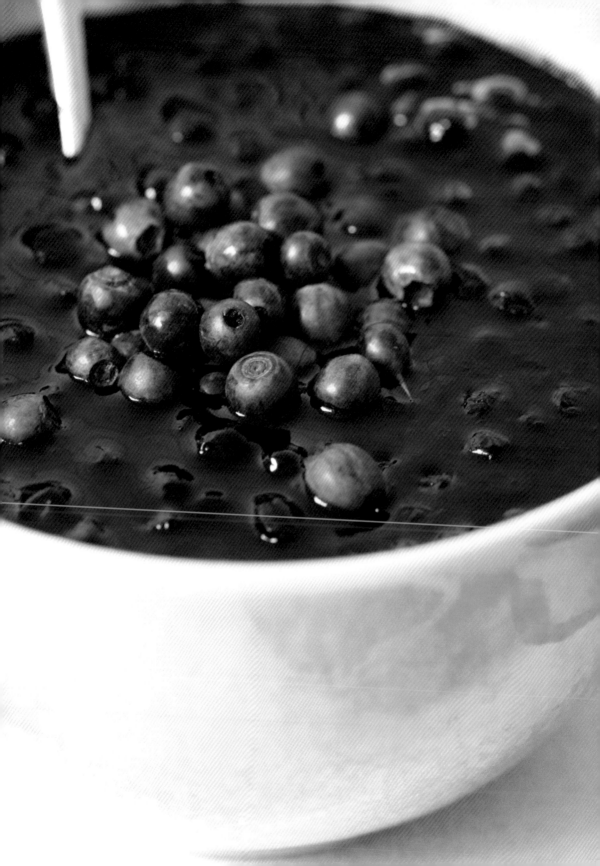

108

小米香蕉煎餅

這份香蕉煎餅香甜美味，以小米作為無麩質穀物的選項，製作不但容易，吃起來也令人非常滿意！

1 杯小米粉

1 茶匙半無鋁泡打粉

1 根香蕉，搗碎

⅓ 杯無糖杏仁奶或椰奶，或依個人喜好調整

2 湯匙純楓糖漿，再加上 1 份

半茶匙鮮榨檸檬汁

1 茶匙無酒精香草精或半茶匙純香草粉

半茶匙肉桂

香蕉切片，上菜前使用

生蜂蜜，上菜前使用（自選）

1 將小米粉、泡打粉、香蕉泥、杏仁奶或椰奶、楓糖漿、檸檬汁、香草和肉桂放入食物調理機混合，攪拌至呈光滑狀，靜置 5 分鐘。

2 以中低溫預熱大型陶瓷不沾鍋。舀出 ¼ 杯麵糊，煎大約 2 至 3 分鐘，直到表面形成氣泡後，翻面再煎 30 秒取出，重覆以上步驟，完成煎餅製作。

3 上桌前，將新鮮香蕉放在煎餅上，淋上楓糖漿或生蜂蜜（如果有），立即享用。

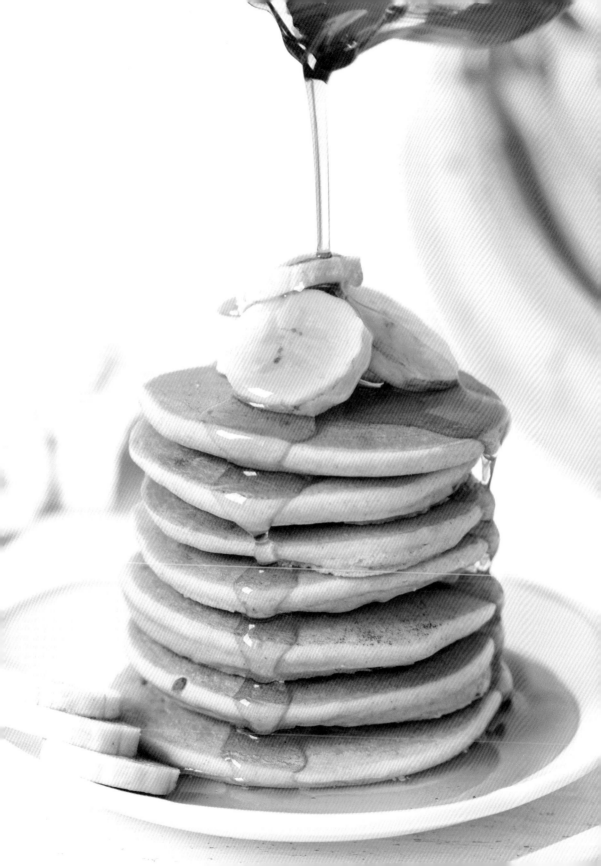

國家圖書館出版品預行編目資料

守護大腦的療癒食譜 / 安東尼・威廉(Anthony William)作；郭珍琪，吳念容譯. -- 初版. -- 臺中市：晨星出版有限公司, 2023.05
　　面；　公分. -- （健康與飲食：150）

　　譯自：Brain saver protocols, cleanses & recipes.

　　ISBN 978-626-320-436-2（平裝）

　　1.CST: 健腦法 2.CST: 健康飲食 3.CST: 食譜

411.19　　　　　　　　　　　　　　　　112004381

健康與飲食 150

守護大腦的療癒食譜

作者	安東尼・威廉（Anthony William）
譯者	郭珍琪、吳念容
主編	莊雅琦
執行編輯	張雅棋
網路編輯	黃嘉儀
美術排版	曾麗香
封面設計	張雅棋

可至線上填回函！

創辦人　陳銘民
發行所　晨星出版有限公司
　　　　407台中市西屯區工業30路1號1樓
　　　　TEL：（04）23595820
　　　　FAX：（04）23550581
　　　　health119 @morningstar.com.tw
　　　　行政院新聞局局版台業字第2500號
法律顧問　陳思成律師
初版　西元2023年5月15日
再版　西元2023年10月23日（三刷）

讀者服務專線　TEL：（02）23672044 /（04）23595819#212
讀者傳真專線　FAX：（02）23635741 /（04）23595493
讀者專用信箱　service @morningstar.com.tw
網路書店　http://www.morningstar.com.tw
郵政劃撥　15060393（知己圖書股份有限公司）
印刷　上好印刷股份有限公司

定價490元
ISBN 978-626-320-436-2
MEDICAL MEDIUM BRAIN SAVER PROTOCOLS, CLEANSES & RECIPES
Copyright © 2022 Anthony William
Originally published in 2022 by Hay House Inc.